건강의 파수꾼 —뇌

이 현 수

학력   서울 대학교 문리과 대학 심리학과 졸업
        서울 대학교 대학원 심리학과 졸업
        런던 대학교 대학원 심리학과 졸업
경력   국립정신병원 임상심리과장 역임
        택사스 대학교 의과대학 정신의학 및 사회과학과 객원교수 역임
        중앙 대학교 문과대학 심리학과 교수 역임
        중앙 대학교 문과대학 심리학과 명예교수 현재
저서 및 역서(본서와 관계있는 것에 한함)
        건강심리학(성원사, 1994)
        성격이 건강을 좌우한다(학지사, 1994)
        단잠이 건강을 낳는다(학지사, 1996)
        생활 습관이 건강을 좌우한다(학지사, 1996)
        건강 과학개론(중대 출판부, 1997)
        치료 심리학(대왕사, 1998)
        낙관주의자가 건강한가 건강한 사람이 낙관주의자인가(학지사, 1998)
        생활인의 성격심리학(대왕사, 2003)
        제이콥슨 박사의 긴장 이완법(역)(학지사. 1995)

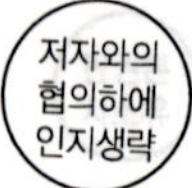

건강의 파수꾼 - 뇌

2004년 4월 20일 1판 1쇄 인쇄
2004년 4월 25일 1판 1쇄 발행

지은이 이 현 수
펴낸이 강 찬 석
펴낸곳 도서출판 **나노미디어**
주 소 120-190 서울시 서대문구 북아현3동 1-673호 2층
전 화 02)364-2791 팩 스 02)364-2787
등 록 제8-257호

ISBN 89-89292-13-1 03810

정가 8,000원

건강의 파수꾼 - 뇌 腦

나노미디어

뇌의 신비가 밝혀지면 뇌구조의 반영체인

우주의 신비도 밝혀진다.

스페인의 생물조직학자 Santiago Ramón y Cajal (1852~1934)

머리말

지금으로부터 약 100여년 전, 영국의 생물학자 Thomas Henry Huxley(1825~1895)는 "훌륭한 가설들이 하찮은 사실에 의해 말살되어 가는 것—이것이 과학의 가장 큰 비극이다."라고 말한 적이 있다. 이 잠언은 저자가 이 책에서 다루려고 하는 주제와 결코 무관하지는 않은 것 같다.

이 책에서 저자는 우리의 건강·질병은 뇌의 기능과 직접 관계가 있다는 점을 과학적으로 실증된 자료를 가지고 소개하고자 한다.

이 과정에서 저자는 현대과학정신에 부합되지 않은 주장, 기존의 편견에 동조하는 주장과 그리고 일시적 유행을 추종하는 주장 등은 모두 배제하였다.

뇌 속에 저장된 인간행동에 대한 신비의 베일이 과학자들에 의해 벗겨지고 있다. 뇌에는 어떤 기능이 있느냐고 물으면 대부분의

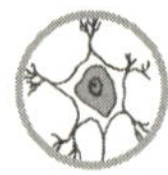

사람들, 특히 지식인들은 뇌에는 사고하고 추리하는 것과 같은 고등정신기능이 있다고 대답할 것이다.

이것이 현대지식인이 갖고 있는 뇌에 대한 지식이다. 물론 이 대답은 극히 일반적인 것이기는 하나 틀린 것은 아니다. 사실 뇌에는 이보다 더 복잡한 기능이 있다. 다소 놀라운 사실은 뇌에는 희노애락과 같은 정서의 중추도 있다는 점이고 또한 뇌에는 성격특징을 결정짓는 기능이 있다는 점이다.

즉, 우리 주위에는 매우 사교적인 사람, 신경질적으로 안절부절 못하는 사람, 성격이 모진 사람, 창의적인 사람 등이 있는데, 이것이 모두 뇌기능과 밀접한 관계가 있다. 더욱 놀랄 만한 사실은 뇌에는 건강·질병을 통정하는 기능도 있다는 점이다.

감기와 같이 대수롭지 않은 것이나 치명적인 암과 같은 질병의

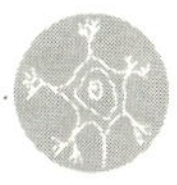

발병과 치유, 플라시보에 의한 동통해소, 그리고 내성모르핀에 의한 슬픈 감정의 소산 등이 뇌활동과 직접 관계가 있다.

또 예기치 못했던 재해를 당했을 때에는 물론 교통혼잡 속의 일상생활, 청산할 수 없는 불행한 부부생활의 연속, 그리고 상사와의 갈등 속에서 지속되는 직장생활과 같은 헤슬을 경험하게 되면 건강상태가 악화되는데, 이것도 역시 뇌의 기능과 결코 무관하지 않다.

이와 같은 사실을 살펴보면 인간은 단순한 기계가 아니라는 점, 마음과 신체는 별개가 아니라는 점, 그리고 질병은 단순한 박테리아나 바이러스의 감염결과가 아님을 알 수 있다. 그럼에도 불구하고 우리는 지금까지 잘못된 건강지식의 늪에서 벗어나지 못하고 있다. 보다 바람직한 건강생활을 유지하기 위해 우리는 새로운 지

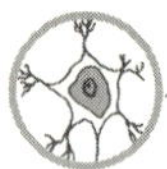

식을 도입할 필요가 있다. 그래서 저자는 이 필요에 부응하기 위해 이 책을 쓰게 되었다.

탈고에 앞서 몇 가지 느끼는 바가 있다. 무엇보다도 건강과학자가 새로운 관점에서 추구한 건강에 대한 지식을 소개하는 것이 결코 쉽지 않다는 점이다. 또 기존의 틀에 어떤 변화를 가져올 수 있을지 다시 생각하지 않을 수 없다. 그러나 지금 당장 독자로부터 좋은 평가를 받지 못하더라도 실망은 하지 않기로 했다. 모든 것은 시대를 지배하는 시대정신의 심판에 맡기겠다.

그리고 머리말의 말미에 꼭 하고 싶은 이야기가 있다. 이 책을 접한 독자 가운데 저자가 심리학을 전공했다는 사실을 알고 놀라지 않은 사람은 극히 적을 것으로 생각된다. 그러나 이것이 학문세계의 변화라고 생각하는 것만이 놀란 가슴을 치유하는 유일한 방

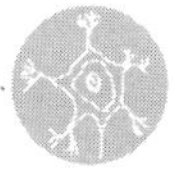

법이 될 것으로 생각한다. 이만큼 세상이 많이 변했다.

　건강과 질병의 개념도 새롭게 정립될 필요가 있다. 실험실의 심리학자들은 과거 약 100여년 동안 오늘날 우리들이 현실생활문제를 해결하는 데 필요한 지식체계를 발굴해 놓았다. 물론 이 지식은 훗날 우리들의 실용을 목적으로 개발된 것이 아니다. 그것은 자신들의 순수한 학문적 호기심을 충족시키는 한 수단이었다.

　우리는 시대정신의 흐름을 역행하거나 죄시할 수 없다. 그에 순행하면서 더욱 적극적으로 그것을 수용하는 것이 순리이다. 이제 건강도 질병도 새로운 패러다임에 따라 새롭게 이해될 필요가 있다. 이것이 참된 건강을 찾는 길이다. 무병장수만이 건강의 전부가 아니다. 그것은 건강의 한 부분에 불과한 것이다.

　끝으로 이 책이 새로운 건강문화가 뿌리를 내리는데, 또 건강문

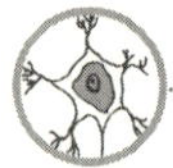

제로 고통을 겪는 사람들이 자신의 건강문제를 새롭게 이해하는데 도움이 되었으면 하는 것이 첫째 바램이고 도전적 신진과학자들에게 토론의 장으로 제공되어졌으면 하는 것이 둘째 바램이다.

이 책의 출판을 맡아준 강찬석 사장님과 편집부 여러분의 노고에 감사드린다.

2004. 3
저자 씀

차 례

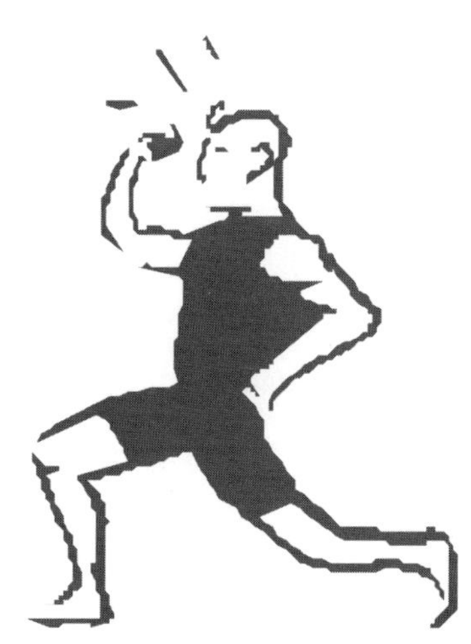

무병장수 : 건강의 한 부분에 불과하다

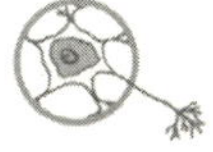

　　과거 200년 동안 미국과 유럽의 사람들은 지금 우리들이 경험한 것과는 크게 다른 건강의 변천사를 겪었다. 1800년대 그들의 평균수명은 50세였다. 오늘날 우리의 평균수명은 각 나라에 따라 약간씩 차이는 있지만 보통 70세 혹은 그 이상이다.

　약 50여 년 전만 해도 병원은 불치병으로 알려졌던 폐결핵환자들이 수용되는 비참한 곳으로 알려졌다. 그러나 이제는 사정이 많이 달라졌다. 즉, 스트렙토마이신과 같은 신비한 약의 개발로 불치병으로 알려졌던 폐결핵은 거의 퇴치되었다. 지금은 그 병으로 인해 고통받는 사람을 거의 찾아보기가 힘들다.

　1980년대에는 새로운 여러 가지 의학기술이 연구·개발되었다.

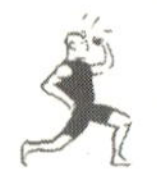

즉, 기관이식기술이 개발되었고, 인공심장이 등장하였다. 시험관 내의 수정이 가능하게 되었고, 혈압과 콜레스테롤수준을 조절할 수 있는 여러 가지 약재가 개발되었다.

또한 발기불능치료 기술이 개발되었고, 관절내부를 자세히 드려다 볼 수 있는 기구가 연구·개발되었다. 골수이식기술과 골수에 약물을 투입하는 기술이 개발되었다. 양전자방사단층촬영기술PET과 자기공명단층촬영기술MRI이 발달되었다. 이는 체내기관의 활동을 더 자세히 관찰할 수 있게 되었고 더 나아가 보다 정확한 진단에 도움을 주었다.

항생물질과 면역제의 개발로 인해 많은 생명이 구제되었다. 선진국에서는 천연두와 소아마비 같은 전염성질병이 자취를 감추게 되었다. 그 뿐만 아니라 불치병으로 여겨졌던 매독은 새롭게 이해되기 시작했다.

약 100년 전까지만 해도 많은 생명을 빼앗아갔던 종양을 이제 아주 간단한 외과수술로 쉽게 제거할 수 있게 되었으며, 또한 현미경수술을 통해 눈이나 관절의 손상도 쉽게 치료할 수 있게 되었다. 1960년대 초까지만 해도 이와 같은 치료를 위한 수술은 전혀 생각할 수도 없었다.

이와같은 기적적 발견이 있었기 때문에 의학치료의 질은 월등하게 높아졌다. 미국은 매년 의학과 그에 관계되는 기술개발을 위해 많은 투자를 하고 있다. 근자에는 국민생산의 12% 이상을 새로운 의료기술 개발을 위해 투자하고 있다. 이와 같은 소식을 접한 많은 사람들은 이렇게 의학기술이 발달하면 우리들의 건강은 크게 향상되고 만수무강의 꿈이 현실로 다가올 것이라고 생각할 것이다.

그러나 이와 같은 생각은 큰 잘못이다. 사실상 환자에 대한 약물치료나 수술은 우리가 기대했던 것에 크게 미치지 못하고 있다. 우리는 우리의 건강을 전적으로 의료기술에 위임하고 있는 데 이것 또한 잘못된 일이다.

19세기 말부터 시작하여 20세기 초에 이르러 서양사람들이 누린 장수경험을 두고 생각해 보자. 이 기간에 이들의 평균수명은 50세에서 74세로 증가하였다. 이들의 높아진 평균수명이 전적으로 의학적 치료기술의 발달에 의한 것이었는가? 그것은 결코 아니다.

현대인들은 현미경에 의한 수술, 생체의 스캔, 기관이식, 심장장애가 있을 때의 베타차단보다 쉬운 항생물체 복용 등과 같은 현대의학의 혜택을 받는다. 그리고 또 100년 전 조상보다도 불과 몇 해밖에 더 오래 살지 못한다.

젊은층의 길어진 수명은 전염병에 의한 사망률의 저하 때문이다. 전염병에 의한 사망자의 감소는 의학적 치료보다는 사회환경 변화와 더 깊은 관계가 있다.

1300년대 유럽에서는 패스트와 흑사병이 창궐했다. 콜레라, 홍역, 천연두, 폴리오 및 호흡기바이러스가 처음으로 건강문제로 대두된 것은 훨씬 후의 일이다. 전염병은 15세기 사회적 변동이 심할 때 나타나기 시작하였다.

이 질병은 군중병으로 간주되어 사람들이 집결하는 사회적 변화

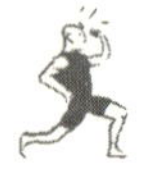

와 깊은 관계가 있는 것으로 밝혀졌다. 같은 시기에 새로운 보물을 찾아 항해를 시작한 사람들은 많은 낯선 사람과 대면하게 되었다. 그들은 여기서 새롭고 희귀한 알려지지 않은 질병에 걸리게 되었다.

여행객들은 자기들이 방문한 나라에서 유행하는 새로운 질병에 감염되어 집으로 돌아온다. 새로운 면역수단이 없고 불량한 영양상태나 위생상태에 직면하게 되면 질병은 무섭게 전염되면서 그것은 새로운 균과 결합되어 또 다른 특이한 질병을 일으키게 되었다.

영국에서는 1486년부터 1551년 사이에 발한병이라는 특이한 병이 유행한 바가 있었다. 이 병은 심장과 폐를 손상시키고 관절통을 일으킨다. 환자의 증상은 와들와들 떠는 것이 임상적 특징이다. 환자는 발병 후 수시간 내에 목숨을 잃는 것이 보통이었다. 이 질병은 5회 발병하고는 다시 재발되는 경우는 거의 없다. 그리고 그 질병은 다른 집단에서 나타난다.

여행자인 Alonso Montecuccoli는 1603년 9월 여행경로와 질병의 전염이 거의 밀접한 관계가 있다는 사실을 발표하였다. 그의 주장에 의하면, 여행경로를 조절함으로써 어느 정도까지는 질병의 전염은 막을 수 있다고 한다.

그러나 질병은 완벽하게 피할 수는 없다. 16~17세기만 해도 질병에는 국경이 없었다. 콘스탄티노플과 이집트를 거쳐 또한 중국과 인도를 거쳐 유럽으로 전염되는 질병도 있었다. 18세기에는 폐결핵과 콜레라는 인도를 거쳐 서양으로 수없이 전염되었다.

전염병에 의한 사망자수가 문화적·사회적 변동에 의해 증가하

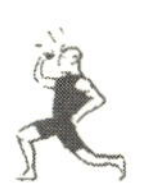

기도 하고 감소되기도 한다. 사망자의 감소현상을 환자에 대한 효과적인 의학적 치료의 결과라고 주장하는 사람이 많은 데 사실은 그와 다르다. 그것보다는 환자의 바람직하지 못한 환경이 개선되고 보다 효과적으로 병원균에 저항할 수 있는 기능이 향상된 결과로 보는 것이 타당하다.

그러므로 사고의 전환이 현대인의 건강증진과 유지에 있어서 매우 중요한 의미를 갖는다. 이와 같은 사실을 입증하는 중요한 몇 가지 사실을 살펴 보자. 전염병에 의한 사망자는 항생물질이 발견되기 전, 효과적인 면역기능 증대기술이 소개되기 전 그리고 효과적인 의학치료 기술이 개발되기 훨씬 전부터 감소되기 시작했다.

의사들이 폐결핵을 정복한 과정을 살펴 보자. 19세기 중반까지만 해도 폐결핵에 의한 사망자가 많았다. 폐결핵에 의한 사망자의 추세 변화를 구체적으로 살펴 보면, 1850년에는 100만 명당 3,000명으로 매우 높았다. 1973년에는 100만 명당 20명도 채 되지 않았다. 120여 년 사이에 폐결핵에 의한 사망자는 15분의 1로 감소되었다.

지난 100여 년 동안 수많은 폐결핵치료제가 연구·개발되었고 폐수술기술도 도입되었다. 1947년에는 인류사상 최초로 효과가 좋은 항생물질의 일종인 스트렙토마이신이 발견되었다. 이 약에는 폐결핵을 치료하는 극적인 효과가 있었다. 이 약이 환자에게 투여되면서 폐결핵에 의한 사망자의 수는 눈에 띄게 줄어들었고 해가 지나면서 폐결핵에 의한 사망자는 지속적으로 감소되었다.

그로부터 40년 후 폐결핵은 서양에서 희귀한 질병이 되었다. 이

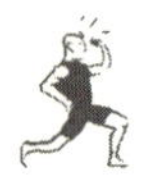

와 같은 사실을 목격한 사람 가운데에는 폐결핵에 의한 사망자의 감소가 전적으로 항생물질의 개발 때문이라고 믿는 사람이 많다. 그러나 이것은 잘못된 생각이다. 보다 넓은 견지에서 이 폐결핵의 문제를 살펴 보자. 1800년대 후반부터 폐결핵에 의한 사망자의 수가 감소하기 시작하였다. 1945년에는 폐결핵 환자의 97%가 치유되었고, 나머지 3%는 점차적으로 치료되면서 종합병원의 결핵병동이나 결핵전문병원은 더 이상 존속할 필요를 느끼지 못하게 되었다.

사실 오늘날 폐결핵에 의한 사망자수는 그렇게 많지 않다. 폐렴, 인플루엔자, 백일해, 홍역 및 성홍열도 마찬가지이다. 백일해는 1800년대 후반에 크게 유행하였다. 아동 1,000명 중 한 명이 사망할 정도였다. 그러나 오늘날 백일해에 의한 사망자수는 극히 소수에 지나지 않는다. 1950년대만 해도 백일해에 의한 사망률이 90%에 이르렀다.

폴리오와 소아마비는 예외이다. 이 병은 19세기 후반까지만 해도 매우 희귀한 병이었으나 그 후 발병빈도가 크게 높아졌다. 이들 질병에 의한 불구자의 수를 기초로 해서 산출한 사망률은 1956년 소아마비백신이 개발되면서 극적으로 감소되었다. 특히 주목할 만한 것은 의학적 치료나 면역기술이 도입되기 전에도 이들 질병에 의한 사망자가 눈에 띄게 감소추세였다는 점이다.

위에서 특수한 의학적 기술이 개발되기 전부터 전염병에 의한 사망자수가 현저히 감소하는 추세였다는 사실을 알아보았다. 그러면 우리는 이러한 현상을 어떻게 설명할 수 있을까? 18~19세기, 즉 농

업이 발달하기 전에도 인류는 충분한 영양을 섭취할 수 있었고 더 나아가서 질병을 이겨낼 수 있었다. 여기서 중요한 역할을 한 것은 의사가 아니라 농부였다.

이 시기에도 사람이 질병에 의해 사망하는 것을 막기 위해 우리 선조들은 여러 가지 방법을 썼다. 즉, 물을 정화하는 기술을 개발하고 하수처리 기술과 식품위생 기술을 향상시켰는데, 이것이 전염병에 의한 사망자를 1/4로 감소시키는 데 크게 기여하였다.

우유저온 살균법이 도입된 것은 1900년경이다. 이는 소화성질병에 의한 사망자를 감소시키는 데에는 물론 아동의 사망률감소에도 크게 도움이 되었다. 이것을 의사들이 이룩한 위대한 업적이라고 믿는 사람이 많은데, 그것은 크게 잘못 알고 있는 것이다. 이것은 전적으로 음식물을 제조·보관하는 기술의 발달 그리고 하수처리 기술의 발달과 같은 사회적 변화의 결과이다.

오늘날 영국의 인구는 약 5,500만 명이다. 만일 임신중절법과 같은 현대기술을 도입하지 않았더라면 총 인구는 1억 4,000명으로 증가하였을 것이고 그로 인해 식량공급, 위생관리는 물론 건강관리에 큰 문제가 발생하였을 것이라고 어떤 전문가들은 주장하고 있다. 인구억제 정책에 결정적 영향을 준 것은 성행동에 대한 사회적 인식의 변화이다.

그래서 유아사망률은 크게 감소되었다. 이 과정에서 현대의학의 발달이 공헌한 바가 적지 않다. 이미 1900년 초에 천연두와 파상풍에 대한 면역기술이 발달하였다. 항독약치료를 통해 디프테리아에

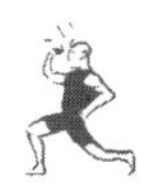

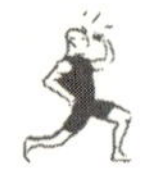

의한 사망률을 감소시킬 수 있었다.

맹장염과 복막염이 외과적 수술기법으로 치료되었다. 606호라는 상품으로 알려진 살바르산에 의해 매독이 치료되었고, 설사가 정맥주사로 정지되고 산파치료를 통해 산욕증이 치료될 수 있게 되었다.

의술의 발달은 많은 사람들의 생명을 질병으로부터 구제하는 데 크게 기여하였다는 점은 어느 누구도 부인할 수 없다. 현대의학은 면역기능을 강화하고 기관을 이식하는 기술을 발전시키는 데 큰 몫을 했다. 알레르기, 심장질병, 천식, 동맥경화증 및 동통 등이 효과적으로 치료되었다. 덕분에 많은 사람들이 일상생활을 즐길 수 있게 되었다.

이와같은 기술은 의학자와 그 인접과학자들에 의해 연구·개발된 것은 틀림없다. 그런데 이들이 개발한 질병치료 기술의 효과가 지나치게 과장인식되는 경향이 있다. 이것은 분명 잘못된 현상이다.

개인의 건강을 증진시키는 것을 병든 사람을 치료하는 것으로 잘못 생각하는 의사가 있는가 하면, 병은 최신 의료기술에 의한 치료를 받아야만 치료되는 것으로 생각하는 환자도 많이 있다. 병은 치료보다 예방하는 것이 더 중요하다.

병은 특정한 세균, 바이러스, 요즈음 흔히 말하는 스트레스에 의한 것이라고 생각하는 것은 건강을 지키는 데 도움이 되지 않는다. 그것보다 병은 우리가 위급사태에서 균의 침입을 방어하고 안전성을 유지하는 방법을 몰랐을 때 발병한다고 생각해야 한다. 건강하다는 것은 전염병과 다른 장애를 안전하게 이겨낼 수 있음을 의미

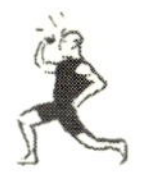

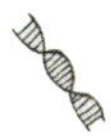

우리 선조들은 물을 정화하는 기술을 개발하고
하수처리 기술과 식품위생 기술을 향상시켰는데,
이것이 전염병에 의한 사망자를
1/4로 감소시키는 데 크게 기여하였다.

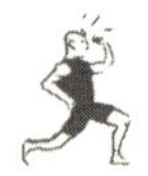

한다. 질병을 이겨내는 저항력은 여러 가지 방법에 의해 강화될 수 있다.

대부분의 저항력은 유전과 깊은 관계가 있다. 유전적 특성이 강한 사람은 병을 보다 잘 이겨낼 수 있다. 양호한 영양상태와 공중보건에 대한 많은 지식은 질병에 대한 저항력을 증대시키고, 또한 질병을 효과적으로 극복하는 데 큰 도움이 된다. 질병을 효과적으로 극복하기 위해서는 먼저 생각부터 달라져야 한다. 즉, 우리는 다른 사람과 어울려 살아야 하며 우리 자신은 다른 사람의 일부라고 생각하는 것이 꼭 필요하다. 이와 같은 생각을 가질 때 질병을 더 효과적으로 극복해 나갈 수 있다.

왜냐하면 사회적 환경과 뇌의 기능은 직접 연결되어 있기 때문이다. 이와 같은 사실은 과학적으로 입증되었다. 선진국에서는 새로운 사회운동이 일고 있다. 그들은 그들이 지불하는 의료비에 대해 불만이 많다. 왜냐하면 자신이 지불한 비용에 비해 도움을 받는 것이 너무 적다고 생각하기 때문이다.

집단치료는 도움이 되기보다는 부정적 효과가 더 큰 경우가 많다. 무엇보다도 의료장면에서 파생되는 의원성질병을 두고 생각해 보자. 여기에는 잘못된 수술, 약의 부작용 혹은 병원에서 감염된 여러 가지 전염병 등이 포함된다.

보다 구체적인 사실을 보스톤 대학 의료원에서 수행한 한 연구결과에서 찾아보자. 대부분 입원환자의 36%는 치료부작용을 겪고 있으며, 9%는 심한 고통을 받는다고 한다. 의원성질병 때문에 사망하는 경우도 2%나 된다고 한다.

또 다른 연구결과를 살펴 보자. 의사가 93명의 건강한 아동에게 '너희들의 심장에 이상이 있다' 는 메시지를 주고 일정한 기간이 지난 후에 그들의 심장상태를 검사하였다. 그 결과 19%의 아동에서 심장이상이 발견되었다. 그 뿐인가? 80% 이상의 아이들이 오진에 의한 질병으로 크게 고통을 받고 있는 것으로 밝혀졌다. 이 오진의 결과는 매우 심각하였다. 즉, 50% 이상의 아이들은 스스로 일상적 운동을 자제하였을 뿐만 아니라 그들의 지적 발달도 현저히 저하되었다.

유타 주와 네바다 주 사이에는 여러 가지 유사한 점이 있다. 즉, 지역 특성, 기후, 수입, 교육수준, 도시화의 정도가 모두 비슷하다. 그럼에도 불구하고 그 지역에서 생활하는 주민의 건강상태는 현저히 다르다. 우선 성인의 사망률이 크게 다르다. 네바다 주의 성인사망률이 유타주의 성인사망률보다 40%가 더 높다. 이 두 주의 의사 수와 병원규모는 매우 유사하다. 그러나 생활방식이 크게 다르다.

유타 주 사람들은 모르몬교리에 따라 생활한다. 그들은 흡연과 음주를 절제하고 매우 엄격한 사회조직 속에서 생활하며 매우 조용한 사회생활을 선호한다. 이와는 달리 네바다 주 사람들에게는 흡연과 음주의 자유가 보장되었다. 이 결과 네바다 주의 간경변증이나 폐암에 의한 사망률은 같은 질병에 의한 유타 주 사람의 사망률보다 100~600%나 더 높다.

네바다 주의 주민들은 항구적 정착민이 아니다. 이 주의 중년인

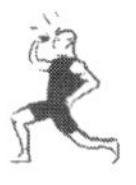

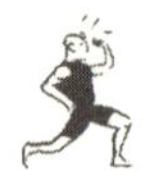

구 10% 이상이 다른 주에서 이주해 온 사람들이다. 그러므로 그들의 사회적 생활은 매우 불안정하다. 네바다 주의 독신, 이혼, 별거인구는 유타 주에 비해 2배나 더 많다. 개인의 질병에 대한 저항능력은 의학적 특성보다는 생활특성에 의해 보다 큰 영향을 받는다. 이와 같은 사실은 샌프란시스코 근처에 있는 엘러미터 카운티의 성인 7,000명을 대상으로 한 연구결과에 의해 입증되었다.

연구자는 우선 피험자의 일반 건강상태를 철저하게 점검하였다. 7년 후 그들의 건강상태를 같은 방법에 따라 재점검하였다. 이 과정에서 건강상태를 꾸준히 유지하는 사람, 병사자 및 투병생활을 계속하고 있는 사람들의 생활특성을 비교하였다. 그 결과 7년 동안 건강을 유지한 사람들에게서 몇 가지 특징이 발견되었다. 그들은 일반적으로 담배를 피우지 않고, 알코올은 적정량만 섭취한다. 또한 규칙적으로 운동을 하며, 조반은 반드시 먹는다. 체중은 정상수준을 유지하고 규칙적으로 식사하며 적절한 수면시간을 유지한다.

건강습관이 다른 두 45세 남성의 건강상태를 두고 비교해 보자. 한 남성은 질이 좋은 건강습관 5~6가지를 꾸준히 실천하나, 다른 남성은 같은 질의 건강습관 1~2가지만 꾸준히 실천한다. 전자의 건강상태는 후자의 건강상태보다 훨씬 좋다. 금주자와 금연자는 흡연양이 많은 사람에 비해 적어도 11년 정도 더 장수할 수 있다. 여기서 11년차는 매우 의미가 있는 것이다. 왜냐하면 1800년대에는 45세까지 산다는 것은 별로 흔한 일이 아니었기 때문이다.

미국정부는 질병치료를 위해 매년 수백만 달러를 지출하고 있다.

이는 국민총생산의 12%에 해당되는 것으로 많은 사람들이 이에 대해 문제를 제기하고 있다.

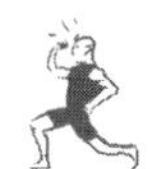

미국의 제너럴모터사에서 건강보험회사에 지불하는 근로자의 보험료는 자동차생산을 위해 강판을 구입하고 좋은 디자인을 개발하는 데 지출하는 것보다 더 많다. 이와 같은 현실을 목격한 관리자들은 여러 가지 문제에 대해 생각하지 않을 수 없게 되었다.

무엇보다도 신체와 건강을 통정하는 것이 무엇인가를 생각하지 않을 수 없게 되었다. 건강 그 자체는 우리의 눈으로 관찰할 수 있는 것도 아니고 수량화 될 수 있는 것도 아니다. 그렇기 때문에 우리는 건강의 실체에 대해 별로 아는 바가 없다. 그러면서도 병든 사람을 따뜻하게 돌보아주고 싶은 욕심을 억제할 수는 없다.

실제로 건강전문가들은 건강을 해치는 소원해진 대인관계나 유해환경에는 큰 관심을 두지 않았다. 그 대신 외과적 처치기술을 개발하는 데 열중하였다. 왜냐하면, 그것이 보다 개발하기 쉽고 환자의 흥미를 끌기 때문이다. 사실 만족할 만한 성과를 냈다.

이제 의사들이 단순한 기술에 의존한 치료방식에서 과감하게 벗어나야 할 때가 되었다. 의사들은 건강이라는 실체를 보다 넓게 생각하지 않을 수 없게 되었다. 건강의 실체에 대한 이해는 물리학적 지식이나 화학적 지식만으로는 크게 부족한 세상으로 바뀌었다.

의학은 해부학, 생리학, 생화학 그리고 분자생물학을 바탕으로 연구·발전되어 왔다. 다른 한편 정신의학은 질병의 정신적 원인을 탐구하는 과학으로 성장하였다. 얼마 전까지만 해도 의사들은 질

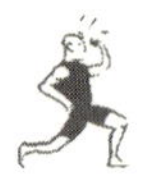

병과 건강에서 차지하는 사회적·정서적 요인의 비중을 크게 과소평가하였다. 심한 경우에는 이에 전혀 관심조차 두지 않았다. 그들은 기질적 질병만을 질병으로 간주하였고, 그것은 물리적 방법과 화학적 방법만으로 훌륭하게 치료되는 것으로 생각하였다. 질병은 본질적으로 기술적 문제에 속하므로 기술적으로 다뤄질 수밖에 없다는 것이 의사들의 지론이었다.

이제 건강과 질병의 개념은 물론 치료기관의 명칭도 달라지고 있다. 즉, 어떤 병원은 재래식병원이라는 명칭보다는 건강과학센터와 같은 새로운 명칭을 선호하고 있다. 건강은 질병치료의 결과로 볼 수도 있기 때문에 체계와 전혀 무관할 수 없다.

그러나 사실 질병과 건강은 전혀 무관한 경우도 있다. 건강한 사람은 꼭 의학적 치료를 받은 사람이 아니다. 건강한 사람은 일차적으로 병에 걸리지 않는다. 그들은 병에 걸려 의학적 치료에 의해 건강한 사람으로 회복된 결과도 아니다.

개인의 건강상태 연구에서는 그의 병원체보다는 그가 어떻게 질병을 예방하고 있는가에 역점을 두어야 한다. 질병연구자에게 가장 큰 영향을 준 것은 프랑스의 세균학자 Louis Pasteur(1822~1895)의 세균이론이다. 그는 초기의 누에병에 대한 연구에서 숙주의 저항력은 증대시킬 수 있다는 점에 착안하였다.

1870년 프랑스에서는 누에를 침범하는 병 때문에 명주산업이 거의 망해버린 적이 있다. 파스퇴르는 이미 원생동물이 병을 유발시킨다는 사실을 알고 있었기 때문에 이를 바탕으로 누에병을 막아보려고 백방으로 시도하였다. 그는 누에가 있는 방에서 미생물을 제 거시킴으로써 누에병을 막아낼 수 있다는 사실을 입증해 보였다.

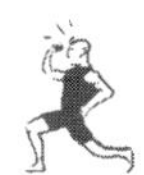

Pasteur는 누에병이 단순히 균에 의해서 뿐만 아니라 누에의 생리적 상태에 의해서도 감염된다는 사실을 알게 되었다. 그는 후에 탄저균과 광견병에서도 병원체의 비중이 크게 작용한다는 사실을 알게 되었다. 후에 그는 이렇게 말했다. 즉, 만일 내가 누에병에 대한 새로운 연구에 착수할 수 있게 되면 나는 누에의 생장력을 강화시키는 데 역점을 둘 것이다. 나는 곤충의 힘을 단단하게 길러줌으로써 감염에 대처할 수 있게 할 수 있다고 믿는다.

그는 미생물체가 발병에 있어서 큰 역할을 한다는 사실에 흥미를 가지고 연구하였을 뿐만 아니라 질병저항은 감수성을 결정하는 환경적 요인의 중요성에 깊은 관심을 가졌다. Pasteur와 그 동료는 물론 프랑스의 생리학자 Claude Bernard(1813~1878)는 장기간에 걸쳐 발병요인으로서의 미생물적 요인과 신체적 균형상태 요인에 대해 많은 관심을 가졌다. 마침내 Pasteur는 신체의 생화학적 생태, 생리적 상태 더 나아가서 정서적 상태가 전염병의 발병과 그 진행과정에 직접적으로 큰 영향을 준다는 사실을 알게 되었다.

죽음에 직면하여 Pasteur는 세균은 존재하지 않는다는 버나드의 주장이 옳다고 했다. Pasteur는 신체적 균형의 중요성을 인정하지 않은 의학에 큰 반격을 가했다. 많은 사람이 홍역과 같은 전염병체에 노출되면 질병증후를 일으킨다. 이것을 많은 사람들은 통상적 규칙이라고 보는데, 사실은 예외에 속한다.

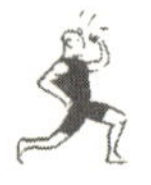

　대부분의 경우 전염병체에 노출되는 것은 병을 유발하는 데 충분한 조건이 될 수 없다. 전염병체에 노출되었을 때 병에 걸린 사람이 있는가 하면 건강한 사람도 있다. 그 이유는 과연 무엇일까? 이는 숙주에 대한 저항기능의 차이다. 자연스럽게 혹은 면역주사를 맞게 되면 개체의 면역기능은 활성화 된다. 면역기능은 유전적 요인과 영양요인의 영향을 크게 받는다. 더 중요한 사실은 뇌가 전염병의 면역기능에 직접적으로 영향을 준다는 점이다. 이 점이 우리에게 알려진 것은 별로 오래 되지 않는다.

　폐결핵을 두고 생각해 보자. 결핵간상균이 나타났다는 것은 질병의 발병과 진행과정을 설명하는 데 필요조건은 되지만 충분조건은 되지 못한다. 병원균에 노출된 대부분의 사람들은 감염되지 않는다. 감염된 사람이라 할지라도 그들의 5~10%만이 임상적으로 환자가 된다.

　1919년 초 폐결핵연구자들은 이미 환자가 정서적으로 흥분상태에 있을 때 백혈구의 활동이 활발해진다는 사실을 발견하였다.

　생활환경이 향상되고 영양상태가 극히 좋은 현대인에게서 나타나는 폐결핵은 어떻게 설명될 수 있을까? 이는 현대인의 생활스트레스에 의한 면역기능의 저하에 따른 감염현상으로 볼 수 있다. 그러나 이와 같은 주장은 1970년대 중반까지도 전문가들의 호응을 받지 못했다. 왜냐하면 당시까지만 해도 뇌와 면역기능의 관계를 과학적으로 연구할 수 있는 기술이 발달되지 못했기 때문이다.

　한때 매독과 같은 질병은 의학적 지식만으로도 완전히 치료된다는 주장이 널리 퍼져 있었다. 의사들은 질병치료를 위해서는 체력을 강화시키고 질병에 대한 저항력을 길러 주면 된다고 생각하였다. 질병의 발달과정과 치료를 논하는 데 있어서 심리적·사회적 요인은 전혀 고려되지 않았다.

이런 점에서는 의사들은 농학자와 동물사육자보다 훨씬 뒤진 셈이다. 왜냐하면 농학자와 동물사육자들은 동물이 질병을 보다 잘 이겨낼 수 있도록 하기 위해 환경조건을 조정해주고 영양상태를 개선해 줄 필요가 있다는 점을 강조하였다. 이런 점에서 건강에 대한 목축업자의 견해가 의사의 견해보다 훨씬 앞서 있다고 볼 수 있다.

지금 선진국가에서는 급성전염병에 의한 사망자의 수가 감소되고 있는 추세이다. 이러한 환경에서도 여러 가지 질병 때문에 큰 고통을 받고 있는 사람도 많이 있다. 선진국 사람들은 15~16세기의 조상들이 고통받던 발한성질병대신 폐결핵, 심장병, 졸도, 암, 관절염, 간경변증, 만성폐질환, 정신적 질병과 같은 만성적 퇴행성 질병 때문에 큰 고통을 받고 있다. 불행하게도 이들 질병의 단일원인은 지금까지도 발견되지 못하고 있다. 그 일은 결코 쉬운 일이 아니다.

현대인의 질병을 이해하기 위해서는 질병의 단일원인 대신 중다원인을 밝히고 더 나아가서 심리적 요인과 사회적 요인이 발병과 그 치료에 있어서 큰 비중을 차지하고 있다는 점에 특별한 관심을 가질 필요가 있다.

이 책에서 저자는 뇌와 건강과의 관계를 다루려고 한다. 즉, 뇌가 질병을 예방하고 건강을 지키고 증진하는 데 어떤 역할을 하는가를

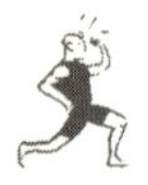

살펴 보려고 한다. 건강을 지키고 증대시키기 위해서는 신체의 저항력을 향상시켜야 한다. 이 과정에서 중추적 역할을 하는 것이 곧 뇌이다.

상당히 오랫동안 건강에서 차지하는 사회적 · 정신적 요인의 비중은 크게 다뤄지지 못했었다. 그 뿐인가? 1800년대의 외과의사들은 질병의 세균이론을 귀담아 듣지 않았다. 이들은 세균이론을 주장하는 사람을 경멸하는 행동도 서슴치 않았다. 그들은 매우 불결한 장소에서 수술하는 것이 보통이었다. 그들은 수술하다가 메스날이 무디면 그것을 신발바닥에다 갈아 쓰기도 하였다. 이와 같은 상황에서 어찌 큰 치료효과를 기대할 수 있었을 것인가?

현대의학자들은 눈에 보이지 않은 요인의 메시지를 경시하거나 그것을 무시한 상황에서는 치료효과가 감소되기도 하고 전혀 치료효과를 기대할 수 없다는 사실을 잘 수용하고 있다. 대표적인 것이 의사와 환자와의 대인관계이다. 우리 선조들의 생활이 세균에 의한 질병과 투쟁하는 것이었다면, 우리들의 생활은 스트레스에 의해 건강을 위협받고 있다고 볼 수 있다.

의학전문서나 일반대중 잡지에서는 현대인을 괴롭히는 질병의 주범은 잘못된 생활스타일이라고 지적하고 있다. 이런 의미에서 오늘날 우리들의 잘못된 습관, 즉 흡연, 생활의 큰 변화, 실직 및 이혼과 같은 위험요소는 선조들의 건강을 위협했던 세균과 직접 비교가 가능할 것 같다.

이와 같은 사실만을 바탕으로 질병에 걸리기 쉬운 사람과 건강한 사람을 신빙성 있게 구분하기는 어렵다. 선진국의 사망자통계를 보면 심장병에 의한 사망이 수위를 차지한다. 이들에 대한 수년간의 추적연구에서 앞에 열거한 요인들이 주요원인으로 작용한 것으로 밝혀졌다. 이 요인들은 생물적인 것과 심리적인 것을 막론하고 모두 관상성심장병을 유발할 가능성을 증가시킨다.

흡연, 혈장콜레스테롤 및 높은 혈압은 관상성심장병을 유발하는 매우 중요한 원인으로 작용한다. 위에서 열거한 요인을 많이 가질수록 관상성 심장병에 걸릴 위험성은 높아진다.

한 가지 위험요인을 가진 사람은 그렇지 않은 사람에 비해 심장병에 걸릴 위험성이 2배, 두 가지 위험요인을 가진 사람은 그렇지 않은 사람에 비해 심장병에 걸릴 위험성이 3.5배, 세 가지 위험요인을 가진 사람은 그렇지 않은 사람에 비해 심장병에 걸릴 위험성은 6배나 더 높다. 그러나 이러한 자료만을 가지고 단정적 결론을 내리는 것은 삼가해야 한다.

그 사람이 담배를 피우는가, 혈압이 높은가 혹은 콜레스테롤 수치가 높은가만을 가지고 그 사람의 심장발작 가능성을 예언할 때 그 정확성은 매우 낮다. 그 내용을 보다 잘 살펴 보면 단정적 결론을 내리기는 퍽 어려워질 수밖에 없다.

유명한 6개의 심장병연구 프로젝트에서 밝혀진 사실을 살펴 보자. 7,300명의 남자 가운데 600명은 모두 담배를 피우며, 혈압이 높고, 콜레스테롤수치가 모두 높았다. 위험수준이 높은 600명을 10년 간 추적해 본 결과 82명만이 심장병을 앓고 있었다. 더 나아가서 두 가지

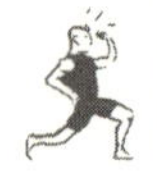
위험요인을 가진 2,200명의 남자의 91%는 심장병을 앓지 않았다.

이와 같은 사실은 흡연, 높은 콜레스테롤치 혹은 높은 혈압수준이 관상성심장병을 유발하는 원인으로 작용하지 않는다는 것을 의미하는 것이 아니다. 다만 건강한 사람에서도 극히 소수이지만 심장병으로 고통받는 사람을 발견할 수 있다는 사실을 의미할 뿐이다. 폐결핵의 경우와 마찬가지로 심장병의 경우에도 소수의 극적 요인에 대해 잘못 이해할 수 있다.

병을 일으키는 것은 세균만이 아니다. 잠재적 스트레스도 건강을 해치는 주요요인이다. 그러므로 의학에서는 세균감염을 예방하고 스트레스극복에 역점을 둔다. 건강과 질병의 두 가지 측면에 같은 비중을 두고 접근해야 한다. 의학에서는 의술에 의해 생명을 구제한 운이 좋은 사람만이 아니라 병에 걸리지 않은 사람 혹은 질병에서 건강으로 회복과정에 있는 사람들에게도 큰 관심을 가질 필요가 있다.

건강을 유지하고 있다는 것은 균형잡힌 행동이 가능하다는 것을 의미한다. 균형잡힌 행동의 중추는 뇌에서 찾을 수 있다. 외관상 전혀 무관하게 보이는 개인의 바람직한 사회적 대인관계에는 질병에 대한 저항력을 증대시키는 기능이 있다.

이와 같은 견해는 결코 새로운 것이 아니다. 캐나다 태생의 영국 의사 William Osler(1849~1919) 경이 20세기 초에 이런 말을 한 적이 있다. 즉, 어떤 사람은 어떤 질병을 앓는가를 아는 것이 무엇보다도 중요하다.

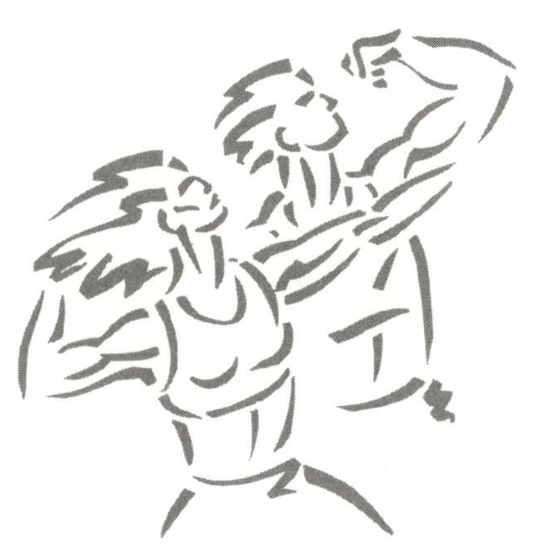

신체의 파수꾼 - 뇌

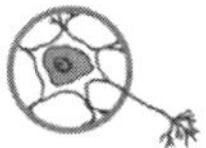

이 세상에는 변하지 않는 것이 없다. 모든 것이 변한다. 사회도 변하고, 기분도 변하고, 그리고 정신도 변한다. 이러한 변화는 우리의 건강이나 질병과 밀접한 관계가 있다. 기질적 질병을 두고 생각해 보자. 이는 자신에 대한 신념의 변화, 남에 대한 신념의 변화, 그리고 사회생활에 있어서 자신의 위치에 대한 신념 변화와 밀접한 관계가 있다.

의학자들은 이러한 변화는 개인의 건강이나 질병과는 전혀 무관한 것으로 생각하는 것이 보통이다. 설령 이들이 서로 관계가 있다고 하더라도 거기에 큰 의미가 있다고는 보지 않는 경향이 있다.

의사들 가운데 신체는 정신적 기능이 없는 자동화기계에 불과하

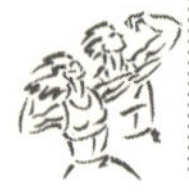

다고 생각하는 사람이 많다. 우리의 심장, 폐, 위 및 면역계통에는 자동화기능이 있다. 그러나 그것들은 독립된 자동화기관이 아니다. 이들은 뇌에 의해서 통정되고 그와 충분한 교감을 하고 있다.

개인의 건강과 질병은 여러 가지 요인의 영향을 직접·간접으로 받고 있다. 분자에서부터 독자적 DAN기능을 가진 미토콘드리아까지, 세포로부터 자아까지, 그리고 배우자로부터 사회까지 서로 다른 요인들이 건강에 영향을 준다. 선천적으로 타고난 유전자 이상, 대인관계의 손상, 급격한 직장생활에 있어서의 변화, 정치적 변화, 그리고 경제적 변동 등은 어느 것이나 독자적으로 일어나는 것이기는 하지만 이들은 어느 것이나 모두 질병유발 요인으로 작용할 수 있다.

한 질병에는 여러 가지 발병원인이 있다. 그러므로 질병은 정신적 질병이나 신체적 질병을 막론하고 환자의 마음속에서 일어나는 것도 아니요 세균에 의한 감염결과만도 아니다. 이들의 관계는 단순하지가 않다. 어떤 의미에서 건강은 공격과 방어의 끊임없는 전쟁과정이다.

질병의 실체는 매우 복잡하다. 즉, 개인적 사건도 아니요 환자의 힘으로 통제가 불가능한 것은 더욱 더 아니다. 질병은 외관상 전혀 무관한 행동에 의해 치유되는 수도 있다. 예를 들면, 질병을 앓고 있었던 사람이 친구와 함께 한 편의 영화를 감상한 후에 그의 건강이 회복되었다고 하자.

이와 같은 현상을 어떻게 설명될 수 있을까? 그것은 개인의 면역기능이 강화되었기 때문이다. 얼마 전까지만 해도 뇌, 마음, 건강 및 사회의 관계는 전혀 알려져 있지 못하였다. 근자에 와서 그들의 관계가 부분적으로 알려지기 시작하였다. 우리는 배우자와 사별하였을 때 큰 충격을 받지만 심장은 그것을 전혀 알지 못한다. 우리가 큰 곤혹감을 느껴도 간은 그것을 알지 못한다.

우리가 취업을 하거나 해고를 당해도 면역체계는 그것을 전혀 알지 못한다. 그러나 뇌는 모든 것을 안다. 얼마나 놀라운 사실인가? 뇌는 신체와 개인의 내부기관을 제어한다. 뇌의 일차적 기능은 개인의 건강상태를 지키는 데 있다. 뇌는 우리의 합리적 사고와 언어 같은 고등정신 기능만을 다스리는 것으로 생각하는 사람이 많은데, 그것은 큰 잘못된 생각이다. 사실 뇌는 우리의 건강을 유지하고 증진시키는 파수꾼으로까지 크게 진화되었다.

뇌의 구조는 매우 엉성해 보이나 그것은 부분적으로 일정한 규칙에 따라 부분적으로는 우연에 의해, 그리고 부분적으로는 수백만 년에 걸쳐 진화된 매우 복잡한 조직이다.

Robert Ornstein 등은 그들의 저서 『놀라운 뇌』에서 뇌를 이렇게 소개했다. 즉, 뇌는 비틀거리는 집과 같다. 이는 소규모의 가족을 위해 지은 집을 가족의 구조와 기능이 변화함에 따라 조금씩 붙여 지은 집과 같다.

원래 뇌의 구조는 오래된 방과 같다. 뇌는 구조가 다른 여러 개의 방으로 구성되어 있으나 그것은 크게 두 개로 나뉘어진다. 우리의 뇌는 디자인이 잘 된 현대가옥과 같지는 않으나 여러 세기를 두고

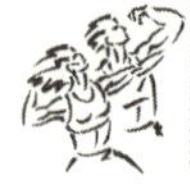

진화해왔다.

뇌의 내부에는 수백만 년에 걸쳐 형성된 고고학적 구조와 건축학적 구조가 있다. 고고학적 방법으로 뇌 속에 파고 들어가 보면 여러 개의 뇌층을 발견할 수 있는데, 이는 회로의 집합체로 구성되어 있다는 사실을 알 수 있다. 우리가 응급사태에 직면하였을 때 그것을 극복하는 데에는 뇌의 도움을 받지 않을 수 없다.

뇌의 진화수준은 그 기능에 따라 서로 다르다. 뇌에는 개체가 안정성을 유지하는 데 도움이 되는 구조가 있다. 초기에 형성된 뇌의 층과 고등뇌의 층은 동일한 뉴런에 의해 지배되고 있을 뿐만 아니라 공급되는 혈액의 양도 동일하다. 우리가 응급사태에 직면하였을 때 작동하는 신경화학 물질은 뇌의 어느 구조에서나 쉽게 발견할 수 있다. 불안정한 뇌는 다른 뇌에 직접 영향을 준다. 이는 마치 대형 아파트에서 불이 났을 때 이웃 아파트가 영향을 받는 것과 매우 유사한 현상이다.

진화역사가 가장 긴 것은 파충류뇌이다. 이는 포유동물이 진화하기 전에 이루어진 것으로 그 역사는 5억 년도 넘는다. 파충류뇌와 유사하게 생긴 뇌간의 일차적 기능은 우리의 기본적·생물적 안정성을 유지시켜 주는 데 있다. 여기에는 호흡과 심장기능을 통제하고 약탈자의 접근을 미리 경계하는 기능이 있다. 우리 조상들의 해상생활에는 발달한 뇌간이 절대적으로 필요했다.

3억~2억년 전부터, 즉 우리의 생활이 해상생활에서 육지생활로 변화되는 과정에서 새로운 뇌가 진화되었다. 육지생활이 시작되면서 뇌는 여러 가지 문제에 직면하게 되었다. 왜냐하면 육지에서 생활하는 것은 바다에서 생활하는 것보다 비교적 안정성이 결여되어 있기 때문이다.

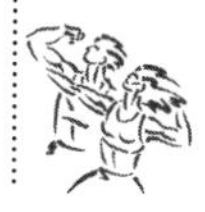

바다에는 혹독한 겨울이 없고 큰 기후변화도 없다. 그러므로 사람들은 자신의 내적 온도를 조정할 필요를 느끼지 않았다. 부력이 있는 바다환경에서 중력은 큰 문제가 되지 않는다. 물 마시는 것도 전혀 걱정할 필요가 없었다. 갈증제어, 수분보존 등은 전혀 생각할 필요가 없었다.

그러나 육지생활에서 맞게 되는 일시적 변화, 예를 들면, 일정치 않은 음식과 음료의 공급, 돌발적 위험으로부터 개인의 안정을 유지하기 위해서는 다른 뇌가 필요했는데, 그 뇌가 곧 대뇌변연계이다. 이는 한 집단의 세포로 구성되었고 뇌간의 상위부에 위치하고 있다. 이는 흔히 포유동물 뇌라고 부르기도 한다. 왜냐하면 꼭 같은 뇌의 구조가 모든 육지 포유동물의 뇌에서 흔히 발견되기 때문이다.

변연체계통은 개인의 동질정체 상태를 유지하는 데 큰 도움을 준다. 동질정체 상태는 체내의 안정된 환경이다. 변연체계통에는 개인으로 하여금 동질정체 상태를 유지하게 하는 기능이 있다. 특히 체온, 혈압, 심장박동 및 혈당수준을 일정하게 유지하게 하는 기능이 있다. 변연체계통에는 단순한 내부기능을 통제하는 기능만 있는 것이 아니라 개인의 생존을 위해 투쟁이나 도피의 정서를 통제하는 기능도 있다.

변연체계통에는 시상하부가 있는데, 여기에서 가장 중요한 뇌의

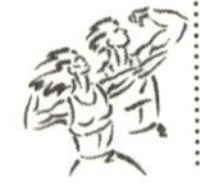

기능이 수행되고 있다. 시상하부의 구조는 매우 복잡할 뿐만 아니라 수행하는 기능도 매우 다양하다. 즉, 음식을 먹는 것과 보행을 취하는 것과 같이 비교적 단순한 것부터 체온, 호르몬균형, 심장박동 및 정서와 같이 비교적 복잡한 기능까지이다.

시상하부가 손상되면 얼마 동안 음식을 먹지 못하고 음료를 마시지 못한다. 그러나 그것은 크게 문제되지 않는다. 이와는 달리 시상하부가 자극받으면 지속적으로 음식을 섭취하고 음료수를 마신다. 시상하부는 피드백을 통해서 자동적으로 조작된다. 상하부의 어떤 특정뉴런에는 체온을 통제하는 기능이 있다. 이는 뇌를 통해서 순환되는 혈액의 온도에 대해 예민하게 반응한다. 혈액온도가 지나치게 낮으면 시상하부는 열을 발산하여 그것을 보존하는 기능을 한다.

시상하부는 전기적 메시지와 화학적 메시지를 결합시켜 그 메시지를 뇌하수체로 보낸다. 뇌하수체는 호르몬을 통해 신체기능을 통제하는데, 이는 혈액을 통해 신체의 특정 세포로 전달된다.

발달의 역사가 가장 짧은 것은 대뇌피질이다. 그것이 현재의 모양을 갖춘 것은 5,000만 년밖에 되지 않는다. 이는 우리의 적응능력을 향상시킬 뿐만 아니라 결심하는 과정에도 직접 관계가 있다. 피질을 통해 우리의 내적 세계와 외적 세계가 조직되고 우리가 경험한 사실이 기억에 저장되기도 한다. 말을 하고 그것을 이해하며, 그림을 보고, 음악을 듣는 것이 모두 대뇌피질의 기능에 의해서 수행된다.

피질은 얇은 층으로 형성되어 있고, 그 두께는 1인치의 1/8에 불

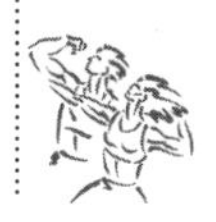

과하다. 그것을 펼치면 신문 한 페이지가 된다. 다른 포유동물의 피질보다 사람의 피질은 더 많은 겹으로 이루어져 있는데, 이는 큰 피질이 좁은 산도를 빠져나가는 데 도움을 주기 위해서이다.

이와 같이 피질의 구조는 매우 흥미롭다. 이는 특수한 세포의 기둥 속에 배열되어 있는데 이 기둥이 특수한 기능을 수행한다. 예를 들면, 시각피질에 있는 어떤 세포의 기능은 시야에 있어서 사물의 각이나 말단을 검색하는 기능을 한다. 피질의 내부에는 특수한 기능을 가진 독립된 센터가 있다. 이것을 우리는 특수기능이라고 부른다. 수학능력은 운동능력과는 다른 별개의 특수능력이며, 언어능력도 마찬가지이다. 또한 웃는 것, 사고하는 것, 움직이는 것, 셈하는 것 이 모두 특수한 기능이다.

이와 같이 특수기능은 모두 다르다. 또한 뇌는 단일기관이 아니라 그것은 서로 다른 여러 개의 영역으로 구분되었을 뿐만 아니라 서로 다른 특수한 기능이 집합된 복잡한 기관임을 쉽게 이해할 수 있다. 뇌에는 신체의 내외부 세계로부터 오는 다양한 정보를 수용하고 그것을 바탕으로 결심하는 기능이 있다. 뇌는 외부세계의 정보를 받아 그것을 분석하여 자신의 기존정보와 비교하여 어떤 결심을 내리기도 한다. 더 나아가서 뇌에는 근, 선 및 다른 기관에 정보를 보내는 기능도 있다.

뇌에는 사고하는 기능 외에도 다양한 기능들을 갖고 있다. 그럼에도 불구하고 많은 사람들은 사고, 언어, 지각 및 지능은 뇌가 수행하는 기능의 전부인 것처럼 생각하고 있다. 전문적인 뇌연구자마저

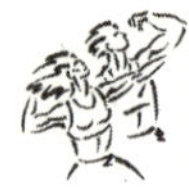

도 이런 생각을 가진 사람이 많이 있다.

많은 뇌과학자와 인지과학자들은 뇌가 가지는 언어, 사고, 창의성 및 논리적 기능에도 많은 관심을 갖고 있다. 그래서 뇌기능을 정보처리기계와 직접 비교할 수 있다. 뇌과학자들은 이성적 결심기계로서의 뇌와 실제뇌가 수행하고 있는 것을 혼돈하고 있다. 뇌에 사고기능이 있다는 것은 발달후기에 가서나 알 수 있으며, 지적 기능이 있다는 것은 그 후에야 알 수 있다. 그러면 뇌에는 이성의 기능도 있는가? 이것이 아직 해결되지 않은 큰 문제이다.

개체가 어려움에 직면하였을 때 그것으로부터 회피할 수 있게 도움을 주는 것이 뇌이다. 만일 뇌가 신체통제기능을 상실하게 되면 어떤 사태가 벌어질 지는 충분히 상상할 수 있을 것이다. 이는 면역체계의 이상으로 물질의 침략으로부터 개체가 보호를 받지 못하는 사태와 크게 다를 바 없다. 한때 이 면역체계가 신경계통의 통제와 정신적 영향을 받지 않고 독자적으로 활동하는 것으로 생각하는 사람이 많았다.

이와 같은 생각은 의학지식의 부족으로 면역체계의 복잡성을 이해하지 못한 결과이다. 초기의 신경생리학자들 가운데에는 신체의 서로 다른 체계가 독자적이며 자동적으로 작동하는 것으로 생각하는 사람이 많았다. 의학이 발달함에 따라 이와 같은 수정이 불가피하게 되었다. 우선 질병에 대한 기계적 연구에서 탈피하여 뇌가 건강에 직접 큰 영향을 주고 있다는 사실을 발견할 수 있게 되었다.

이와 같은 사실을 바탕으로 보다 새로운 과학영역이 탄생하였다.

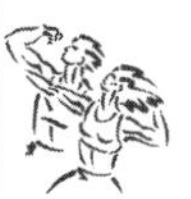

우리를 질병에 걸리지 않도록 감시해주고,
일정 수준의 체중과 체온을 유지해 주며
감염된 바이러스와 투쟁하는 데 활용가능한 자원을 공급해 주고,
그리고 위험한 독극물을 피하게 도와주는 것이 바로 뇌이다.

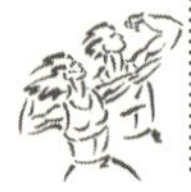

정신의학과 면역학이 바로 이것이다. 이들은 생화학과 동등한 난해과학의 한 분과과학으로 독립하여 독자적 길을 추구해 나가게 되었다. 기관을 가진 모든 유기체는 뇌의 통제를 받고 있다는 사실도 알게 되었다. 그러면 뇌가 면역체계에서 일어나는 정보를 과연 어느 정도 인지할 수 있을까?

뇌와 신체내부기관은 서로 밀접한 관계가 있다. 이는 우리가 이제 새롭게 밝혀낸 것이 결코 아니다. 이들의 관계는 이미 발달초기부터 점차적으로 형성·발달된 것이다. 다만 그들의 관계를 전문가들이 몰랐을 뿐이다. 뇌는 신체를 구성하는 하나의 기관에 불과하다. 뇌는 신체의 한 부분으로서 다른 신체부위가 발달함에 따라 함께 성장·발달한 것이다. 그러므로 뇌는 과학자들이 두개골 내부에 삽입한 실리콘칩이나 디스크드라이브 속에서 성장한 것은 결코 아니다.

뇌에는 여러 가지 신체기능을 조절가능한 기능이 있다. 즉, 체온, 혈류 및 소화기능이 뇌에 의해 조절된다. 뇌는 감각, 호흡, 눈깜박이기, 삼키기 및 심장박동도 조절하며, 또 운동기능도 조정한다. 예를 들면, 이 방향으로 가라, 뜨거운 난로에서 손을 떼라, 웃어라 등이다. 혀, 폐, 입, 인두 등은 발성기능과 깊은 관계가 있다. 이와 같은 뇌의 조절기능은 일차적으로 개인의 의사소통을 위해, 안전을 지키기 위해 성장·발달한 것으로 뇌의 고유기능에 속한다.

따라서 이와 같은 주장을 받아들인다면 이제 우리들은 건강과 질병을 이해하는 태도는 물론 그를 연구하는 방법과 그 방향이 크게 달라지지 않을 수 없다. 우리가 복잡한 환경에 적응하기 위해서는 일정한 계획에 따라 행동해야 하며 목적이 있어야 하고 일정한 조직을 갖춰야 한다. 언제 어디에 갈 것인가? 언제 무슨 말을 할 것인가? 언제 무슨 음식을 먹을 것인가? 언제 수면을 취할 것인가? 이와 같은 행동은 외부체계와 조화를 이뤄야 한다.

뇌는 내부세계와 외부세계에서 일어나는 사건에 대해 예민하게 반응하며, 또 감각기관을 통해 외부세계에 대한 정보를 얻는다. 개인의 혈당수준과 체온은 동일한 중추신경계통의 지배를 받는다. 기존상태로부터 새로운 변화가 오면 뇌에 신호가 온다. 뇌는 들어오는 정보를 지속적으로 해석·분석하여 그것을 외부세계와 직접적으로 비교·검토해 본다.

또한 뇌는 적응중추기관이다. 개인의 외부세계에 변화가 오면 뇌는 개인에게 어떤 반응을 하라고 지시해 준다. 외부세계의 변화에 대해 신속하게, 그리고 유연하게 반응하는 것은 생리적·심리적 적응에 있어서 일차적 적응요소이다.

복잡한 유기체일수록 적응을 위한 선택가능한 유연성을 더 많이 가진다. 예를 들어, 나무에서 떨어진 개구리를 두고 생각해 보자. 개구리에게는 특수한 감각기관과 뇌가 있다. 그러나 개구리는 숲 속에 들어가지 않을 때에는 나무를 지각하지 못한다. 개구리의 나무 지각능력은 사람과 크게 다르다.

사람은 나무를 자르기도 하고, 나무 위에서 그네를 탈 수도 있으며, 그것을 잘라서 가구도 제작할 수 있다. 더 나아가면 나무나 종이

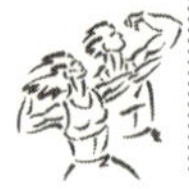

도 만들어 낼 수 있다. 이와 같은 행동의 다양성은 인간의 적응능력과 밀접한 관계가 있다. 이는 복잡한 뇌와 깊은 관계가 있다.

우리에게는 서로 다른 여러 가지 욕구가 있으며, 그것을 충족시키는 방법이 있다. 그러므로 우리는 어느 순간에 가면 많은 일을 쉽게 처리할 수 있다. 왜냐하면 우리에게는 이와 같은 일들을 보다 간결하게 처리해 낼 수 있는 뇌가 있기 때문이다.

우리는 처리과정에 있어서 우선적으로 처리할 것과 다음으로 미뤄두었다가 처리할 것을 구체적으로 선별·수행할 수 있다. 이와 같이 뇌에는 선천적으로 타고난 우선순위를 점검하는 체계가 있다. 그러므로 이에 따라 일의 순서를 정할 수 있고 일을 어렵지 않게 처리해 나갈 수 있다.

예를 들면 당신의 결혼문제를 두고 토론하고 있다고 생각해 보자. 이것은 이 순간의 가장 중요한 문제다. 그러나 그때 눈에 티가 들어갔다든지 뜨거운 화로에 손이 닿았다면 사태는 크게 달라질 것이다. 가장 중요했던 결혼문제에 대한 토론은 일시 중단될 것이다.

신문의 머릿기사에 실린 위기기사를 보면 고통스런 생각이 먼저 머리에 떠오르게 된다. 우선 자신의 생존과 안전성에 직결되는 문제가 머리에 떠오를 것이다. 이때 음식물에 대한 욕구에는 주의를 기울이지 않아도 곧 머리에 떠오르게 된다.

심리학자 Abraham Maslow(1907~1970)가 지적한 바와 같이 우리의 욕구는 피라미드모양으로 구성되어 있다. 기저에는 기초적 욕구는 달리 꼭대기에는 매우 복잡한 욕구가 위치한다.

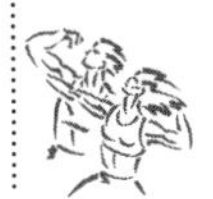

서로 다른 욕구의 상대적 강도를 우성이라는 용어를 써서 표현한다. 이는 위계의 수준과 엄격하게 구분된다. 강한 욕구의 우성은 낮고, 물에 대한 욕구가 결여되었을 때 물에 대한 욕구는 강한 우성이다. 이는 욕구가 충족될 때까지 의식적으로 항상 선제권을 갖는다.

뇌의 기능은 다양하고 쉴새없이 변한다. 즉, 체내의 균형을 유지해 준다. 신체세포에 필요한 수화물, 광물질 및 수분의 수준을 일정하게 유지해 준다. 또한 가족과 즐거운 시간을 갖게 해 준다. 스트레스에 직면하였을 때 심장박동을 조정해 주며, 큰 소음이 있을 때 몸을 움츠리게 해 준다. 그리고 일정한 체중을 유지해 준다. 이와 같이 뇌가 조정하는 행동은 수천 가지가 넘는다.

한 두개골 내에는 수천 가지의 서로 다른 계통이 포함되어 있다. 이들은 어느 것이나 개체의 생물적 생존에 꼭 필요한 것으로 여기에는 건강이 필수조건이다. 건강상태가 좋지 않은 유기체에서 보다 좋은 생식기능을 기대하기는 어렵다. 이와 같은 사실은 사고를 겪은 사람은 많은 후손을 가질 수 없다는 사실이 입증되었다.

인간이 태어나기 전에도 많은 유기체가 이미 생존하였다. 그들은 5억 년 이전에도 건강을 지키기 위해 끊임없이 노력하였다. 보다 정확하게 말하면 이는 스트렙토마이신이 효과적으로 사용되기 497, 999, 960년 전 일이요, 또 매독약인 살바르산이 발명되기 499, 999, 925년 전의 일들이다.

이미 오래 전 그러니까 오늘날 우리가 사는 세상이 형성되기 전에도 우리 조상들은 매우 효과적이고 독자적인 건강프로그램을 가

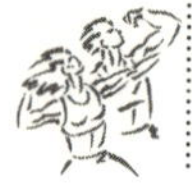

지고 있었다. 이 기능은 뇌의 서로 다른 부위에 존재한다. 이들은 개체가 외부에서 어떤 위협을 받게 되면 신체는 균형을 유지하고 건강을 유지하기 위한 활동을 개시한다. 이와 같은 기제들은 혈액산화기제와 매우 유사하고 체중통제기능과도 밀접한 관계가 있다.

그래서 뇌의 건전한 치유적 기능과 자기제어적 기능에 의해 우리의 건강은 유지되고 향상된다. 이 기능이 손상되거나 저하되면 병이 생기고 의학적 치료를 피할 수 없게 된다. 그럼에도 불구하고 이 기능은 오랫동안 의사의 관심 밖에 있었다.

왜 우리는 슬픈 일을 당하면 눈물을 흘리며 우는가? 슬플 때 나오는 눈물은 신체 내에서 배출되는 독소물질이다. 울음에도 긍적적 효과가 있다. 이 말은 매우 이상하게 들릴 것이다. 그러나 사실은 그렇지 않다. 울음을 터트리고 나면 기분이 상쾌해진다. 옛날부터 우리는 울음에는 긍정적 효과가 있다고 믿어 왔다. 울음에는 억압된 정서를 말끔하게 씻어주는 기능이 있다고 Aristotle도 말했다. 이 말을 그대로 수용한다면 울음은 정화의 한 과정으로 정서를 이완시켜 불쾌감을 감소시키는 기능이 있다고 생각할 수 있다.

심리학적으로 보면 영화나 연극관람은 심리적 울음을 자아내기 위한 한 수단이라고 말할 수 있다. 이들은 영화나 연극을 관람함으로써 울음을 터트릴 수 있고 그것을 통해 즐거움을 느낄 수 있다. 울음이 건강에 긍정적 효과를 준다는 주장도 있다. Borquist는 1906년 54명에 대한 관찰결과에서 울음에는 긍정적 효과가 있다는 사실을, Herbert Weiner는 울음에는 정신적·신체적 질병의 일종인 천식발작을 종식시키는 기능이 있다는 사실을 각각 발견하였다.

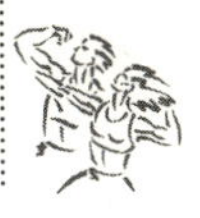

또한 울음에는 긍정적 효과가 있다는 주장에 앞서 눈물의 본질에 대해 알아둘 필요가 있다. 감정에 복받쳐 울 때 흐르는 눈물은 마늘과 같은 것으로 눈을 자극해서 흐르는 눈물과는 그 화학적 성분이 크게 다르다. 감정에 복받쳐 울 때 흐르는 눈물에는 자극제로써 인위적으로 자아내는 눈물보다 더 많은 단백질이 함유되어 있다. William Frey의 주장에 의하면 감정에 복받쳐 흐르는 눈물에는 배설기능이 있어서 체내에 있는 독성물질을 밖으로 배설시킬 수 있다고 한다.

울음에는 더욱 강력한 심리적 정화기능이 있다. 스트레스에 의해 분비되는 엔도르핀, 부신피질호르몬, 프롤락틴 및 성장호르몬에는 감정에 복받쳐 흐르는 눈물에 포함되어 있는것보다 더 강력한 정화성분이 포함되어 있다. 눈물에 포함된 정신활성물질은 신체적 건강과 정서적 균형을 유지하는 데 있어서 매우 중요한 역할을 한다.

우리가 바이러스에 감염되면 열이 난다. 왜 열이 날까? 열은 개체가 감염된 바이러스와 투쟁하는 데 사용가능한 자원으로, 이는 뇌에서 만들어진 것이다. 신체가 바이러스에 감염되면 피로겐으로 불리우는 화학물질이 혈류 속으로 방출된다. 피로겐은 시상하부에 있는 체온감각신경원에 착용하여 온도조절 장치를 작동시켜 체온을 높여주는 기능을 한다.

체온상승은 개체생존을 위해 필수불가결한 조건이다. 바이러스에 감염된 개체의 체온상승을 억제하면 사망을 피할 수 없다. 이것

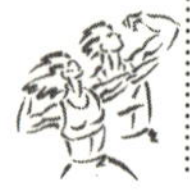

은 열이 감염된 바이러스와 심한 투쟁을 한다는 사실을 잘 말해 주고 있다. 이와 같이 진행되는 투쟁의 기제는 확실하게 알려진 바가 없다. 체온이 높아지면 혈류 내의 철분수준이 떨어지고 병원균의 재생이 크게 방해된다는 한 이론도 있다. 현대의학에서는 한때 아스피린과 같은 약을 써서 열을 낮추는 방법을 썼다. 이제 아스피린보다 뇌가 효과적으로 열을 통제할 수 있다는 사실이 실험적으로 입증되었다.

동통은 사람에게 매우 중요한 정보 원이며 특수한 경험에 속한다. 재채기, 후들후들 떨림, 그리고 선천적으로 타고난 반응에는 자기안전 유지기능과 건강유지기능이 있다. 이는 모두 뇌의 기제에 의하여 통제된다.

이와 같은 사실을 보면 뇌가 신체기능을 효과적으로 조절하고 있다는 사실을 알 수 있다. 우리를 질병에 걸리지 않도록 감시해주고, 일정수준의 체중과 체온을 유지해 주며 감염된 바이러스와 투쟁하는 데 활용가능한 자원을 공급해 주고, 그리고 위험한 독극물을 피하게 도와주는 것이 바로 뇌이다.

이미 오래 전에 우리 선조들에게는 뇌의 건강유지 프로그램이 있었다. 이 프로그램은 의식통제나 의식적 의사소통의 영향을 받지 않기 때문에 신빙성이 매우 높다. 만약에 어느 레스토랑에서 변질된 음식을 먹고 고통을 경험한 사람은 다시는 그 레스토랑에 가고 싶지 않을 것이다. 이것은 자기의 건강유지기제가 작용해서 그 레스토랑에 다시 간다는 것만 생각해도 불쾌한 생각이 들기 때문이다.

뇌와 건강과의 관계는 일련의 문헌을 통해서도 잘 설명될 수 있다. 우리의 경험은 생물학적 준비성이 뒷받침되어야 한다는 것이 Martin Seligman의 주장이다. John Garcia는 조건화 실험을 통해 쥐는 맛에 대한 혐오감을 느낀다는 사실을 알게 되었다. 이것은 생물학적 준비성과 무관하지 않다. 맛에 대한 혐오감은 외부에서 일어나는 사건과는 전혀 무관하다.

우리의 내적 안정상태는 온도조절 장치와 같이 피드백원리에 의해 자동적으로 조작된다. 실내온도 조절장치의 세트포인트가 28°C에 고정되었다고 하자. 이때 외부온도가 그보다 높아지면 온도조절장치의 냉동체계가 작동하기 시작한다. 이와는 달리 외부온도가 28°C보다 낮을 때에는 온열체계가 작동한다. 우리의 신체적 기능도 이와 똑같은 원리에 의해 조절된다.

우리는 배가 고프면 음식이 먹고 싶어진다. 우리 신체가 보다 많은 열량이 필요할 때 허기감을 느낀다. 추위를 느끼면 몸이 부들부들 떨린다. 이에 따라 체온이 높아지고 추위를 면할 수 있다. 더위를 느끼면 땀을 흘리며 이에 따라 체온이 떨어지고 더위를 느끼지 않는다.

체온은 온도조절 장치의 피드백원리에 의해서 제어된다. 세트포인트는 보통 37°C를 유지한다. 이는 시상하부에 위치하고 있는 온도계신경원 체계에 의해서 제어된다. 체온이 세트포인트와 1°C의 차이만 생겨도 온도계신경원 체계는 연소속도를 변화시켜 혈액을 따뜻하게 하거나 차게 만든다.

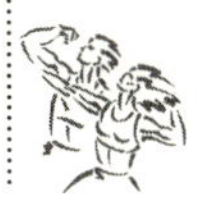

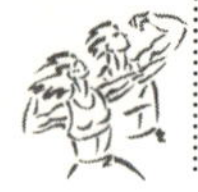

체온이 세트포인트보다 1°C 가량 낮아지면 근력이 강화되거나 와들와들 떨리는데, 이로 인해 열생산이 증가되고 혈관이 수축되어 피부를 통한 열손실이 방지된다.

유동체는 육지동물에게는 필수물이다. 왜냐하면, 신체의 모든 세포가 이 유동체 안에 들어 있기 때문이다. 유동체에는 광물체 농축물이 있고 체중의 75%를 차지한다. 우리가 적절한 양의 유동체를 섭취·제어하는 것은 매우 중요하다. 즉, 유동액의 소량이 손실된다든지 유동체의 전해질에 조그마한 변화가 와도 생명을 유지하는 것은 불가능하다.

입안이 건조하다고 느낄 때 우리는 수분을 섭취한다. 이것은 매우 단순한 행동처럼 보인다. 그렇지만 체액은 복잡한 체계에 의해서 제어되며, 입이 건조하다고 느끼는 것은 혈액 내의 수분이 크게 떨어져 있기 때문이다. 이는 타액분비선을 건조하게 만든다. 보통 선의 건조는 점진적으로 이뤄지나 건조감은 갑작스럽게 느끼게 된다. 이와 같은 현상은 더운날 야외운동에서 쉽게 경험할 수 있다. 갈증이 수일간 지속될 때에는 튜브를 사용해서 위에 수분을 공급하면 갈증은 곧 해소된다.

체액은 입 속에 있는 선보다 더 중요한 기제에 의해서 제어된다. 세포외부의 수분양이 떨어지면 체액의 염분수준은 크게 증가하고 혈량이 증가하여 결국에는 혈압이 크게 상승하게 된다. 혈관 속의 압각수용기는 사소한 혈액성분의 변화도 예민하게 탐지해 낼 수 있다. 신장에서 생성되는 일종의 효소인 레닌을 분비하는 과정에서 압각수용기는 교감신경계통을 통해 혈관에서 오는 메시지를 받는 다. 레닌은 혈당이 갈증을 일으키는 물질로 변화시킨다. 이 물질이 시상하부의 수용기와 다른 변연체계통의 수용기에 작용하면 갈증을 일으킨다.

수면을 취하고 있을 때와 같이 유동체를 섭취하지 못한다든지 세포 내의 유동체 수준이 지나치게 낮을 때에는 호르몬 피드백 체계의 활동이 부활된다. 전두시상하부에서는 항이뇨성호르몬ADH을 생성하는데, 이는 신장으로 하여금 오줌 속에 있는 물을 혈액류로 전환하여 신호를 내보낸다. ADH결핍은 당뇨병에서와 같이 시상하부의 손상에서 기인한다. 이는 정상배뇨량의 10~15배를 증가시켜 지속적으로 갈증을 느껴 물을 마시게 한다.

갈증제어 기능은 체온제어 기능보다 복잡하고 기감제어 기제는 갈증제어 기제보다 더 복잡하다. 체온제어 장애와 갈증제어 장애는 흔하지 않으나 비만증과 같은 기감장애는 흔하다. 우리는 배가 고프다는 사실을 쉽게 알 수 있으나 갈증은 쉽게 느끼지 못한다.

미국의 생리학자 Walter Cannon(1871~1945)은 기감은 위 수축현상에 지나지 않는다는 사실을 실험적으로 입증해 주었다. 그는 자신의 조교에게 기구를 삼키게 하고 이 기구의 크기 변화를 그래프에 기록하였다.

위가 팽창하거나 수축하면 기구도 팽창하거나 수축한다는 사실을 발견하였다. 그의 조교가 보고한 바에 의하면 기감은 기구의 수축과 일치하였다. 이와 같은 사실을 바탕으로 그는 기감의 일차적

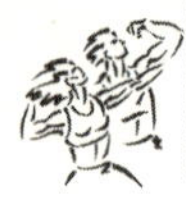

희망을 가지면 건강이 증진되는 효과가 있고
친구에 대한 관심을 가지면
뇌에 영양소를 공급하는 효과가 있다고 한다.

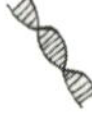

증표는 위의 수축이라고 주장하였다.

기감은 단순한 위의 수축이나 공복상태가 아니라 보다 더 복잡한 현상이다. 위가 공복상태일 때라도 혈류 속에 당분을 주사하면 위의 수축은 중단된다. 그래서 혈당 속의 포도당수준이 낮을 때에도 우리는 기감을 느낀다고 한다. 혈당이 적정수준을 유지하고 있을 때에도 지속적으로 음식을 먹는다.

이것을 보면 음식섭취의 제어는 매우 복잡하다는 것을 알 수 있다. 기감은 뇌의 시상하부를 포함한 여러 영역에 의해서 매개된다. 쥐는 측두시상하부가 손상되면 먹지 못한다. 또 쥐는 시상하부의 복측내측핵VMN이 손상되면 폭식하게 되고 마침내 비만증에 걸리게 된다. 이 쥐는 그들이 좋아하는 음식만 섭취하는 경향이 있는데, 이는 비만한 사람의 습성과 매우 유사하다.

비만한 사람이나 시상하부의 복측내측핵이 손상된 쥐는 위수축이나 낮은 혈당에 대한 내적 단서에 대해 매우 둔감하다. 다만 음식에 대한 매력 때문에 포식하게 된다. 기감의 기제는 매우 복잡하다. 그러므로 그것을 기술하기가 결코 쉽지 않다. 뇌는 체중을 매우 정확하게 통제하고 있다. 체중은 뇌중추에 의해 결정되며, 자신의 의지에 따라 통제되는 부분은 거의 없다.

몸매가 날씬한 사람이나 비대한 사람에게는 그들 특유의 식사습관이 있다. 어느 것이나 건강프로그램을 지키기 위한 뇌의 작용에 지나지 않는다. 체중은 단순히 섭취한 칼로리양에 의해서만 결정되는 것이 아니다. 그것은 뇌의 항상성기제가 체중의 세트포인트를

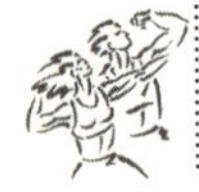

제어한 결과와도 깊은 관계가 있다.

따라서 뇌는 여러 가지 방법으로 체중을 제어한다. 우선 시상하부는 식욕을 통제한다. 체내에 흡수된 음식물량을 통제하고 신체의 신진대사수준을 통제한다. 뇌는 섭취된 음식물을 정교하게 손질한다. 뇌에는 단순히 칼로리를 섭취하고 그것을 소비하는 기능만 있는 것이 아니라 보다 더 복잡한 기능도 있다.

또한 칼로리섭취 과정은 매우 복잡하다. 모든 음식물에 포함된 지방수준은 서로 다르다. 음식물에 포함된 칼로리는 뇌에 의해 매우 정밀하게 조작된다. 음식을 섭취하고 나면 화를 내는 사람이 있다. 왜냐하면, 이들의 뇌는 많은 음식을 섭취하고 나면 다갈색의 지방질조직을 활용해서 내부연소를 일으키기 때문이다. 다갈색지방이 많은 사람은 밤에 땀을 많이 흘려서 아침에는 체중이 정상으로 회복된다.

뇌의 세트포인트는 이미 정해진 체중수준을 일정하게 유지해 주는 기능을 한다. 우리는 한 해 동안에 2톤 이상의 음식물을 섭취한다. 이 체중을 유지하기 위해서 하루에 수백 칼로리를 섭취하게 된다. 그렇지만 우리 체중은 몇 킬로그램밖에 증가하지 않는다. 이것은 분명히 뇌가 수행한 놀랄 만한 일 가운데 하나이다. 과연 누가 칼로리를 정확하게 측정해 낼 수 있는가? 영양학자도 그 놀라운 일을 해내지 못한다. 세트포인트에 의한 체중변화의 측정은 칼로리측정에 의한 예언보다 어렵다.

태어날 때부터 비대한 사람이 있다. 이들의 세트포인트는 높다.

이들은 체중을 감소시키기가 매우 어렵다. 그러나 그것이 불가능한 것은 아니다. 비만은 동물성지방 섭취와 깊은 관계가 있다.

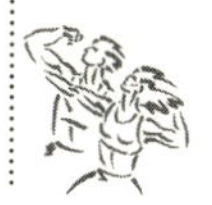

비만인의 지방세포의 수는 정상인의 지방세포의 수보다 세 배나 더 많다. 지방세포는 생후 2년 내에 형성되기 때문에 이 기간에 과식하게 되면 지방세포의 수가 크게 증가한다. 그 후 체중이 손실되어도 지방세포의 수는 감소되지 않는다. 그 세포의 수는 잠복해 있다가 그 수가 증가해지는 결과를 가져온다.

지방세포의 수가 지나치게 많은 사람은 음식섭취 세트포인트가 높다. 그러므로 그들의 체중과 상관없이 지속적으로 기감을 느낀다. 지방은 체내에 축적되며, 이와는 달리 탄수화물에 포함된 지방은 체내에 축적된 지방에 전혀 영향을 주지 못한다.

이러한 상황에서 그는 지속적으로 기감상태에 있을 것인가 아니면 과다체중상태를 유지할 것인가? 이 두 가지 상태에서 한 가지를 선택하지 않을 수 없게 된다. 그들의 체중은 지속적으로 늘어났다가 다시 줄어들기도 하는데, 이것은 자신의 섭식과는 전혀 무관하다. 그러므로 내부의 적과 끊임없이 투쟁을 계속해야 한다.

우리의 신체에는 안정기제가 있다. 여기에는 체중방어 기능도 있다. 초기 세트포인트가 보다 높은 사람의 체중은 쉽게 감소된다. 세트포인트에 접근하게 되면 체중감소는 보다 어려워진다. 이로 인해 음식섭취를 중단하고 체중은 정상으로 되돌아간다. 이때 새로운 낮은 세트포인트를 설정하게 되며, 이에 접근할 수 없게 되면 모든 방법을 포기하게 된다. Janet Polivy와 Pete Herman은 이와 같은 반응을

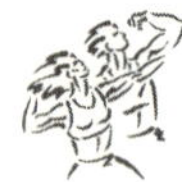

지옥의 효과라고 불렀다.

신체에는 기감을 이겨내는 기제가 있다. 음식공급량이 감소되면 세트포인트도 낮아진다. 그러므로 체중감소가 어렵게 된다. 신체에는 견딜 수 있는 한계가 있다. 이것은 나치가 폴란드를 점령하고 있을 때 유태인의사들이 발견한 사실이다.

나치는 왈소우에 거주하는 유태인의 일일 칼로리섭취양을 2,400에서 300으로 크게 낮추고 단백질섭취양은 정상인의 10% 수준으로 절감시켰다. 그 결과 몇 가지 특이한 반응이 일어났다. 즉, 체온과 혈압이 떨어지고 혈액순환속도가 느려진다. 그래서 신체가 효과적으로 열을 연소시키지 못한다. 그럼에도 불구하고 생명에는 큰 지장이 없었다. 최후의 순간까지 도움을 주는 것은 심장을 포함한 근육 내에 저장된 단백질이었다.

이 결과를 보면 인체에는 적응을 위해 필사적으로 투쟁하는 힘이 있다는 사실을 알 수 있다. 강제수용소에서는 개인의 에너지보존을 위해 신진대사기능도 변화시킨다. 이렇게 함으로써 많은 인명을 구제할 수 있다. 이와 같은 방법은 우리 선조들이 기근에서 인명을 구제하기 위해 활용했던 방법이다.

체중조절 방법에는 여러 가지가 있는데, 소량의 음식섭취도 한 가지 방법이다. 이렇게 해서 체중이 줄어 들면 필요로 하는 칼로리의 섭취량도 줄어 든다. 신체적 운동량을 늘리는 것도 효과적인 방법이다. 신체적 운동은 식욕을 떨어뜨리고 칼로리소모양을 증대시킨다.

운동을 함으로써 식사 후에는 심장활동이 활발해진다. 운동하는 동안에 증가되고 연소된 칼로리는 하루 종일 보존된다. 세트포인트 기제는 우리 선조 때부터 진화 · 발전된 것이다. 우리들의 선조들은 건강을 증진시키고 유지하기 위해 매일 일정량의 신체적 운동을 했다. 걷는 것이 건강에 큰 도움이 되었다.

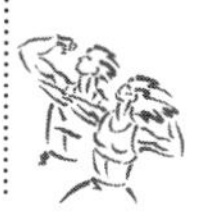

1986년 봄 주당 25~30마일을 걷게 되면 체중조절에 큰 도움이 된다는 사실이 발표됐다. 이는 매우 새로운 건강관리의 수단같이 보이나 이미 우리 선조들이 선호했던 고전적 건강관리법 가운데 하나에 불과했다.

자신의 체중을 광고에 나온 이상적 체중과 비교한 끝에 비관하는 사람이 있는데, 그것은 바람직하지 못하다. 신장이 늘어나면 체중도 증가한다. 신장이 평균에 속하는 사람은 체중이 1년에 1파운드씩 증가한다. 30세 때 체중이 165파운드인 사람은 60세가 되면 그의 체중은 185파운드로 증가하는데, 대부분의 사람들의 신장과 체중은 이렇게 증가한다. 이는 뇌의 기능과 밀접한 관계가 있다. 날씬한 사람일수록 건강하다.

Reuben Andres의 최신 연구에 의하면 건강한 사람이란 그의 체중이 같은 연령집단의 평균체중에 근사한 사람을 지칭한다고 한다. 날씬한 사람이 젊어 보인다는 것은 체중을 바탕으로 한 건강에 대한 사회적 조언이라고 할 수 있다.

우리의 신체는 여러 가지 통제를 받는다. 반사적 통제를 받기도 하고 또 무의식적 통제를 받기도 한다. 피질에 의한 통제를 받기도 하고 사회적 · 심리적 변화에 의한 통제를 받기도 한다. 건강은 여

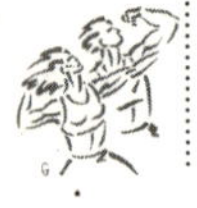

러 가지 요인의 영향을 받는다. 정서의 영향을 받기도 하고 신념이 나 기대의 영향을 받기도 한다. 이들 요인에 의해 신체적 질병이 치유되기도 한다.

뇌는 심장기능과 면역기능에 영향을 준다. 뇌의 통제기제에 의해 동통이 제어되기도 한다. 뇌에는 일차적으로 말하고 생각하는 기능만이 있는 것이 아니다. 뇌는 신체의 안정을 유지하는 데 많은 시간을 할애하고 있다. 뇌에는 내적 안전을 유지하려는 기능이 있는데, 이것이 곧 동질정체의 기능이다. 이는 개체가 균형상태 혹은 평형상태로 회귀하려고 하는 경향을 뜻한다.

우리의 내부세계는 항상 동적 상태에 있다. 왜냐하면, 우리의 요구와 사회는 끊임없이 변화한다. 그리고 우리는 지속적으로 성장하고 있기 때문이다. 뇌는 개체가 변화하는 환경에 잘 적응할 수 있게 도와 준다. 그것은 결코 정적 상태에 머물러 있지 않는다. 휴식을 취할 때와 다름질 칠 때 우리에게 필요한 혈액공급량은 같지 않다. 에너지를 공급하는 신진대사의 과정에도 철에 따라 변화한다. 우리 신체도 수많은 변화를 겪는다. 이 변화를 조화시키는 것은 뇌이고 뇌는 수많은 체계로 구성되어 있다.

우리는 아직 뇌가 어떻게 그 기능을 수행하는지 다 알지 못한다. 우리가 알고 있는 뇌에 대한 지식은 극히 적은 부분에 지나지 않는다. 특히 뇌가 우리의 건강증진과 유지를 위해 어떤 기능을 하는지 확실하게 알지 못한다. 그 일부만이 우리에게 알려졌다. 그 기제를 완전히 이해하는 데에 소요되는 시간을 예측할 수 있는 사람은 현

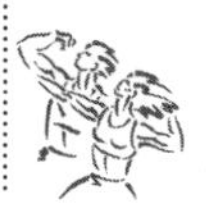

재까지는 거의 없다.

뇌가 질병의 예방과 치료과정에서 어떤 기능을 하는지도 부분적으로만 알려져 있을 뿐이다. 지금까지 의학자들은 주로 단기간에 해결가능한 비교적 단순한 문제에 역점을 두어 왔다. 그러므로 더욱 복잡한 문제는 미해결의 과제로 남아 있을 수밖에 없다. 박테리아는 매우 단순한 미생물이다. 이에 대해 Salvador Luria는 이렇게 주장하였다. 즉, 우리는 박테리아에 대해서 모든 것을 알고 있다. 박테리아는 움직인다. 이 단순한 구조를 이해하기 위해 많은 노력을 해야 했다.

모든 사람들이 수용가능한 연구결과는 극히 한정되어 있다. 극히 소수의 연구자들이 문제해결을 위해 많은 연구를 계속하고 있다. 그 과정에서 그들은 복잡한 박테리아를 19세기나 20세기 초기의 고전적 방법으로는 이해하기가 어렵다는 점, 또 수백만 뇌세포의 상호작용형태와 그 발달과정을 이해하는 것이 매우 어렵다는 사실을 알게 되었다.

1980년대에 뇌, 건강 및 심리학의 상호관계를 연구하는 새로운 연구분야가 새롭게 탄생하였다. 불의에 배우자와 사별한 사람이 심리적으로 어떤 경험을 하는가, 또 이 과정에서 뇌는 어떤 기능을 하는가? 이와 같은 물음에 대한 답이 쉽게 나올 법하다. 그러나 사실은 그렇게 쉽지 않다. 이에 대한 해답은 여러 인접과학자들의 공동연구에 의해 부분적으로 해결되어 가고 있다. 희망을 가지면 건강이 증진되는 효과가 있고 친구에 대한 관심을 가지면 뇌에 영양소를

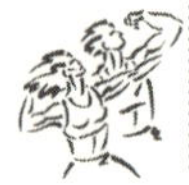

공급하는 효과가 있다고 한다. 인지심리학자들이 뇌생리학과 인간 진화에 대한 지식을 빌려 이 신비를 파헤치고 있다. 이들은 엔도르핀과 면역계통의 기능에 역점을 두고 있다. 우리의 생활체계와 신체체계를 연결하는 과정에서 중추적 기능을 하는 것이 뇌이다. 뇌에는 신경, 근육, 근세포의 출력을 연결시키며, 모든 기관조직을 조작하고 외부에서 내부로 들어오는 정보를 조화시키는 기능이 있다.

뇌에는 신체의 균형을 유지하는 기능도 있다. 주요기능으로는 심장박동과 혈압의 조절, 혈액의 성분과 그 양 등의 조절, 호흡조절, 혈액에의 산소공급, 내부 화학물질의 생성과 결합분해, 위협의 회피, 가족·친구·사회에의 애착심, 정신작용의 작동, 장단기의 안전유지 등이다.

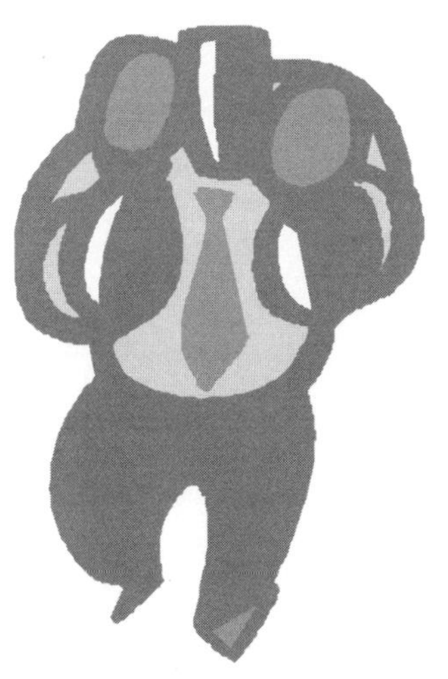

뇌는 이기적이다

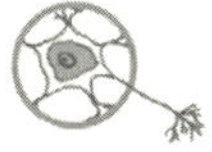

　　　　　뇌는 단일기능의 조직이 아니라 여러 기능을 가진 조직이다. 뇌의 각 부위에는 서로 다른 기능이 있다. 뇌에는 내외부 세계에서 오는 정보를 수용하고, 처리하며, 해석하고, 그리고 행동으로 옮기는 데 필요한 서로 다른 기능이 있다.

　뇌에는 서로 다른 정신체계가 있고 그 체계 특유의 규칙이 있다. 즉, 다양한 감정에는 여러 가지 동기가 있다. 통제불가능한 행동을 한다. 새롭고 흥미있는 일에 예민하게 반응한다. 이런 것들이 모두 뇌와 무관하지 않다.

　우리는 매우 복잡한 환경에 비교적 잘 적응해 나갈 수 있다. 이것은 우리에게 정보를 감지하고 그것을 정확하게 평가할 수 있는 기

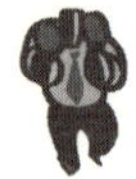

능이 있기 때문이다. 우리는 주변에서 일어나고 있는 일들을 모두 인지하지 못한다. 인지할 수 있는 것은 그 일부에 지나지 않으며, 이것은 극히 정상적인 현상이다.

왜냐하면, 우리의 뇌는 우리 주변에서 일어나고 있는 일의 극히 일부만을 인지할 수 있는 구조를 갖추고 있기 때문이다. 물론 주변에서 일어나는 일을 모두 지각할 수 있는 구조는 아니다. 이 기능은 우리의 생존과 깊은 관계가 있다.

우리의 감각기관은 주변에서 일어나는 일에 곧 반응할 수 있을 만큼 정교하게 진화되어 있다. 고양이는 빛을 배가시켜 반사적으로 반응한다. 곤충은 방사되는 적외선을 인지하며, 사람은 따뜻한 감정을 느낀다. 또한 개구리는 움직이는 사물을 본다. 사람은 빛을 본다. 이것들이 모두 단순한 반응현상처럼 보이나 사실은 뇌의 내부에서 복잡하게 이뤄진 결과이다.

외부세계에서 일어나는 사건들은 신경회로에 의해서 뇌로 전달된다. 감각계통은 자극이 주어질 때와 그것이 종지될 때 가장 예민하게 반응한다. 그 중간에는 반응이 중지된다. 에어컨이 켜진 방에 있을 때 '윙' 하는 소리에 주의가 쏠리지만 곧 그 소리에 적응한다. 에어컨을 껐을 때에도 바로 그에 주의가 쏠리는데, 이때는 소리가 나지 않기 때문이다. 이와 같이 환경에 새로운 변화가 일어나면 곧 그에 주의를 기울이게 된다.

이는 매우 복잡한 기제인 것 같이 보이나 사실은 매우 간단하다. 왜냐하면, 그것을 극히 한정된 외부세계의 자극에만 주의를 기울이고 있었기 때문이다. 우리는 우리 감각기관에 들어오는 외부세계의 정보를 모두 지각하지 못하고 극히 일부만을 선택·지각한다.

우리 망막에는 물리적 맹점이 있다. 여기서 신경절은 신경회로를 통해 뇌에 자극을 전달한다. 모든 신경계통에도 맹점이 있다. 뇌에는 여러 가지 감각기능이 있다. 특정한 음식을 기피하고 냄새를 맡으며 안면을 인지한다. 이것이 극히 한정된 기능의 일부분이다.

뇌에는 또 다른 여러 가지 기능이 있다. 즉, 새로운 사건에 직면하게 되면 그에 반응할 필요를 느낀다. 변화를 추구하고 정보를 수집하여 그것을 적은 부분으로 분할하여 서로 비교해 본다. 우리에게는 수많은 신경탐지 장치가 있으므로 신기한 경험을 할 수 있다. 즉, 색깔을 볼 수 있고 소리를 들을 수 있으며 압박을 느낄 수도 있다. 또한 설탕과 소금의 맛도 감지하여 비교할 수 있다. 복잡한 사회적 사건에는 특정한 수용장치가 없다. 그러나 어떤 충격을 받으면 그 의미를 평가할 수 있다.

피질의 내부에는 측두엽, 두정엽, 전두엽 및 후두엽과 같이 독립된 큰 반구가 있다. 뇌의 기능을 이해하기 위해서는 뇌의 작은 영역에 대한 지식도 갖출 필요가 있다. 중추에는 특수한 신경계통이 있다. 뇌는 여러 영역으로 구분되어 있으면서도 매우 뛰어난 조직을 이루고 있다. 뇌의 각 영역에는 각각 특수한 고유기능이 있다. 뇌는 단일기관이 아니라 서로 다른 독립된 체계의 결합체라는 사실이 여러 과학자에 의해 확실하게 입증되었다.

뇌는 일시에 전체가 작동하지 않는다. 극히 일부만이 주어진 시

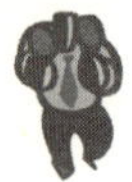

간에 맞춰 작동된다. 유기체의 필요에 따라 뇌의 일부가 활동을 시작했다가 곧 중지되기도 한다. 뇌는 복잡한 의식의 통제를 받고도 곧 그에 반응한다. 또한 사람의 재능은 매우 다양하다. 그러므로 동시에 다양한 활동을 할 수 있다. 뇌에는 위기에 직면하였을 때 환경변화가 있을 때, 민접하게 반응할 수 있는 가능이 있다. 이는 계획하고 전후를 세심하게 저울질하는 기능보다 훨씬 진화된 기능이다.

외부의 환경변화가 일어났을 때 그에 대한 정서적 평가가 매우 중요하다. 즉, 그것은 유해한가, 내 힘으로 감당할 수 있을까, 포기해 버릴까, 공격할까 등 이러한 평가를 위해서는 자아와 정서가 밀접한 관계를 가질 필요가 있다.

인간의 모든 기능, 예를 들면 환경변화 및 내적변화에 대한 대처기능은 자아기능과 밀접한 관계가 있다. 뇌의 기능은 전두엽의 활동에 의해서 평가되며, 전두엽은 두정엽에서 오는 정보를 전달하는 신경통로와 변연체계통에서 오는 정보를 전달하는 신경통로의 교차점이다. 또 이는 심장박동의 기능을 통제한다.

이들은 변연체계통과 깊이 관련되어 있기 때문에 신경해부학자들 가운데에는 이를 변연체계통의 일부로 간주하는 사람도 많이 있다. 전두엽이 손상되면 계획수립 능력이 떨어지고 자신에 대한 인지가 불가능해진다.

기록에 남아 있는 최초의 전두엽손상자는 철도노동자 Phineas Gage이다. 그는 1868년 작업 중 파편이 두개골에 박히는 사고를 당한 후 죽음은 면했지만 성격과 자아감각이 완전히 소실되었다. 그의 신체적 건강은 완전히 회복된 후에도 지적기능과 동물적 성벽의 균형은 완전히 회복되지 못했다. 그의 성격에는 여러 가지 증상이 나타났다. 즉, 변덕스럽고 말씨가 불경스러우며 갈등에 직면하면 자제하질 못한다. 충고를 받아들이지 못하고 완고하며 우유부단하다.

손상을 받기 전 그는 매우 민첩하고 정력적이었다. 이는 그를 아는 사람들의 평가이다. 이것을 종합해 보면 그는 뇌손상 후 완전히 다른 사람으로 변하였다는 것을 알 수 있다. 인간의 대뇌피질은 두 개의 독립된 반구로 분활구성되어 있다. 두 반구의 기능은 서로 다르다. 그 하나는 언어적 기능을 수행하고, 다른 하나는 공간적 기능을 수행한다. 정보를 계기적으로 분석하는 기능과 동시적으로 분석하는 기능이 있는데, 이는 뇌의 좌측 부위와 우측 부위에서 수행된다.

서로 다른 정서는 전두엽의 기능과 깊은 관계가 있다. Robert Ornstein이 두 반구의 기능연구를 위해 환자의 양반구에 전기충격을 주었다. 그 결과 특이한 반응이 나타났다. 환자의 좌반구에 자극이 주어졌을 때 환자는 배우자와 사별한 것 같이 장시간 울부짖었다. 이와는 달리 환자의 우반구에 자극이 주었졌을 때에는 정반대로 행복감을 느꼈다. 당시 이태리의사들은 그것을 재해반응이라고 불렀다.

1970년 Robert Ornstein은 David Galin과 공동으로 양반구에서 나오는 전위의 특징을 비교하기 위해 뇌파를 찍었다. 또 그들은 양반구에서 200~300만 볼트의 1에 지나지 않은 아주 미세한 전류를 검출하였다. 이 자료에서 서로 다른 사고활동에는 서로 다른 뇌의 활

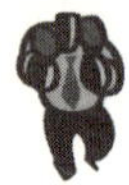

동이 수반된다는 사실을 발견하는 데 성공하였다. 즉, 사람이 편지를 쓸 때에는 좌반구의 활동이 활발해지고 공간적 사고나 직관적 사고를 할 때에는 우반구의 활동이 활발해진다.

Richard Davison은 정서에 따른 뇌의 표상특성을 탐지하기 위해 뇌에 전기자극을 주는 방법을 썼다. 그는 서로 다른 감정에 따른 전두엽의 활동을 자세히 기록하였다. 그는 피험자로 하여금 자신이 경험한 분노나 행복감을 스스로 경감시키게 하였다. 그는 타치스토스코프를 사용하여 두 반구에 서로 다른 정서정보를 제시하였다. 그 결과 오른쪽 눈의 신경에서 오는 정보는 뇌의 오른쪽 부위에 전달되고 왼쪽 눈신경에서 오는 정보는 뇌의 좌측 부위에 전달된다는 사실을 알게 되었다.

Richard Davison은 Reuter-Lorenz와 공동으로 피험자에게 두 가지 서로 다른 안면표정 사진을 제시하고 어느 쪽의 감정표출이 더 강한가를 지적하게 하였다. 두 안면사진 가운데 하나는 중성적 감정표정 사진이고 다른 하나는 행복하거나 슬픈 감정표정 사진이다. 행복한 감정표정 사진은 좌측 시야에 제시하였을 때 반응이 빨랐고, 슬픈 표정사진은 우측 시야에 제시하였을 때 반응시간이 빨랐다.

우반구는 슬픈 자극에 대해, 그리고 좌반구는 행복한 자극에 대해 보다 빠르게 반응한다는 사실에는 일관성이 보장되어 있고 중요한 의미가 포함되어 있다. 뇌파와 재인실험 결과에 나타난 것을 종합해 보면 분노와 슬픔과 같은 정서는 우반구기능과 깊은 관계가 있고, 행복감과 같은 정서는 좌반구기능과 깊은 관계가 있다는 것을 쉽게

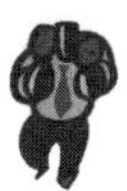

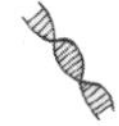

장수하는 사람일수록 공격적으로 행동하는 경향이 있다.
공격적인 사람은 위협에 직면하였을 때 그것을 현실적으로 평가하고
그에 수반되는 정서적 반응도 솔직하게 수용한다.

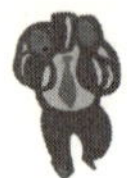

이해할 수 있다. 데이비손은 아주 어린아이들도 두 반구가 서로 다른 정서에 대해 서로 다르게 반응한다는 사실을 발견하였다.

왜 우리에게는 질이 다른 여러 가지 정서가 있는가? 왜 그것이 뇌의 내부에서 다르게 형성되는가? 물론 물음에 대해 명쾌한 답을 줄 수 있는 사람은 아무도 없다. 두 반구에는 서로 다른 근육통제기능이 있다. 즉, 우반구에는 사지의 근과 같이 더욱 굵직한 운동을 통제가능한 기능이 있으며, 좌반구에는 손가락운동과 같이 보다 섬세한 운동을 통제가능한 기능이 있다.

더욱 굵직한 근육계통의 운동을 통제하는 우반구에는 우리가 위협에 직면하였을 때 보다 빨리 회피하게 하는 기능이 있는가 하면 보다 섬세한 근육계통의 운동을 통제하는 좌반구에는 우리가 행복하다고 느끼는 대상에 더욱 적극적으로 접근하게 하는 기능이 있다. 우선 위협에 직면하였을 때 사랑하는 사람을 보았을 때 근육계통이 어떻게 반응하는가를 생각해 보자. 우리에게는 서로 다른 긍정적 정서와 부정적 정서가 있다.

우리는 단맛 나는 음식을 먹을 때 행복감을 느낀다고 생각해 보자. 단맛 나는 음식을 통해 쾌감을 느끼게 되면 단맛 나는 음식을 보다 빈번하게 찾게 되는데, 거기에는 섬세한 근육운동이 수반된다. 이는 좌반구의 부활성과 깊은 관계가 있다. 우리가 단맛이 나는 음식을 즐겨 찾는 것에는 진화관점에서 볼 때 순응의 가치가 있다. 왜냐하면, 단맛이 나는 음식물에는 보다 많은 영양이 있고, 단맛에는 독소가 없기 때문이다.

심리학자 Silvan Tomkins는 이렇게 말한 바 있다. 만일 상해를 당했을 때 고통보다 쾌감을 느낀다면 우리는 피를 흘리며 죽기도 할 것이다. 부정적 정서에는 서로 다른 정보가치가 있다. 부정적 감정은 보다 위급하게 느껴지고 그것은 어떤 조치를 취하게 하는 신호의 역할을 한다.

동물은 직면한 위험에 공격을 가할 준비가 이미 되어 있고 그것을 쉽게 방어할 수 있다. 심하게 화난 짐승일수록 공격을 가할 준비태세를 항상 갖추고 있다. 또한 공포를 느낀 사람은 도피할 준비태세를 갖춘다. 정서는 행동을 유발하기도 하지만 행동을 지속시키기도 한다. 두려움을 느끼면 보다 빨리 먼 곳으로 도피한다. 이것이 위험으로부터 도피하는 유용한 반응이다.

감정은 자동적으로 또 불수위적으로 일어난다. 우리는 놀라게 되면 자동적으로 자신을 도피시키거나 방어하려고 한다. 즉, 난처한 일을 당했을 때 그 감정을 표출되지 않도록 노력하지만 얼굴이 붉어진다. 이는 난처한 일을 당하고 있음을 의미한다.

사람들의 정서는 매우 유사하다. 사람과 동물의 정서도 유사한 점이 있다. 어떤 사태에 직면하면 모두가 자동적으로 반응한다. 영국의 과학자 Chrles Darwin(1809~1882)의 주장에 따르면 이 세상의 모든 사람은 슬픔을 당하게 되면 공통적으로 안면근육이 수축된다고 한다. 이와 같은 현상은 다른 정서에서도 공통적으로 나타난다. 분노를 느낄 때에는 이를 악문다. 으르렁대는 것과 혐오감 사이에는 유사점이 있다. 그러므로 무안한 일을 당하게 되면 눈을 감고 머리

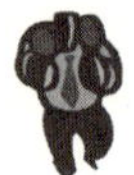

를 돌리거나 손으로 얼굴을 가리게 된다.

독일의 동물행동학자 Eibl-Eibesfeldt는 귀머거리와 장님도 웃고 우는 것이 가능한가를 보기 위해 그들의 행동을 카메라로 촬영하였다. 그 분석결과에서 그들도 적절하게 웃고 우는 것이 가능하다는 사실을 발견하였다. 맹아도 정상아와 똑같이 웃을 수 있다. 어머니의 소리에 대해서는 사회적 의미가 담긴 웃음도 지을 수 있다. 인간의 정서는 일차적으로 얼굴을 통해서 표출된다.

하등포유동물은 입과 눈은 움직일 수 있으나 안면근육은 움직이지 못한다. 포유동물, 특히 영장류동물과 인간에게는 여러 가지 안면표출이 가능한 복잡한 근육이 있다. 고릴라, 침팬지 및 사람에게는 직립자세를 취할 수 있는 기능이 있기 때문에 다른 하등동물보다 눈에 잘 띈다.

사람의 얼굴에는 털이 없고 두부에만 머리털이 있다. 사람의 얼굴은 사회적 의사소통의 일차적 기관이다. 손과 발의 운동에도 매우 중요한 의미가 있다. 그러므로 근자에 와서 그에 대한 연구가 활발해지고 있다. 정서상태는 안면표정에 의해 판단된다. 정서반응은 자율신경세동의 부활성기능과도 깊은 관계가 있다. 심장혈관계통과 위장계통의 활동에는 정서반응이 따른다.

우리에게는 진화수준이 높은 두 가지 응급체계가 있는데, 그 가운데 하나가 발터 캐넌이 주장하는 투쟁 - 도피의 기제이다. 개체가 위협으로부터 도피하기 위해 모든 자원을 동원한다. 여기에는 광범위한 근육운동도 포함된다. 다른 하나는 보존 - 철회의 기제이다.

이는 유기체로 하여금 위협을 의식하지 않게 하기 위해 활동을 중단시킨다. 이는 곧 에너지를 보존하기 위한 수단이다. 동물 가운데 공격자를 만나면 죽은 시늉을 하는 것이 있다. 그럼으로써 그는 공격을 피할 수 있다. 가장 대표적인 예로 곰의 동면을 들 수 있다.

이 기제에도 신경조직이 있다. 투쟁 － 도피의 응급체계는 개체가 위협에 직면하였을 때 그로부터 도피할 수 있는 행동을 취할 준비태세이다. 이를 위해 골격근과 교감신경계통의 활동이 증가한다. 이는 심장박동의 속도와 강도가 증가하고 근육세포에는 산소가 보다 빠르게 주입되며 이에 호흡은 빨라진다. 혈액의 상처치유 기능은 증대된다. 보존 － 철회의 응급체계는 근육활동을 감소시키는 반면 부교감신경계통의 활동을 증대시키고 신진대사과정과 산소생성을 감소시킨다.

교감신경계통에는 신체에 과도한 욕구가 발생하는 것과 같은 응급사태에 대처하기 위해 내부기관을 활성화시키는 기능이 있다. 교감신경계통이 활동하고 있다는 사실은 발한과 다른 기관의 각성증후를 통해서 이해할 수 있다.

부교감신경계통에는 보존기능이 있다. 이는 교감신경계통에 대해 브레이크작용을 한다. 이 계통에는 위급사태에 직면한 개체가 정상과정으로 복귀할 수 있게 도움을 주는 기능이 있다. 흥분을 겪고 나면 심장박동은 느려지고 입은 마른다. 이는 부교감신경계통의 활동에 의한 것으로 내부기관의 활동이 저하되기 때문이다.

교감신경계통과 부교감신경계통은 서로 다른 신경회로에 의해서

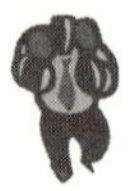

서로 다른 신호가 보내지며 서로 다른 메시지가 전달된다. 노르에 피네프린은 교감적 메시지를 전달하며 아제틸콜린은 부교감적 메시지를 전달한다. 교감신경원은 뇌 속에 자리잡고 있으며 먼 거리에서 자신의 기능을 수행한다. 부교감신경원은 서로 다른 기관에 자리잡고 있다. 신경세포의 집합체인 신경절세포는 그의 기능과 관계있는 기관 가까이에 위치하고 있다.

뇌의 활동과 정서와는 밀접한 관계가 있다. 우리가 위급사태에 직면하였을 때 위급반응을 일으켜 그로부터 회피할 준비태세를 갖추게 하는 것이 정서이다. 정서에 수반되는 수많은 반응에는 교감신경계통의 부활성기능이 내포되어 있다. 분노, 공포, 환희와 같은 강한 감정이 일어나면 혈류에는 노르에피네프린의 분비가 증가된다. 이는 아드레날호르몬이 내부기관의 활동을 증가시켰기 때문이다. 또 심장박동, 혈압, 혈량이 증가되어 안면과 근육에 보다 많은 피가 흐르게 된다. 이에 피부저항, 타액분비, 위장활동은 저하되고 호흡, 발한, 동공의 크기는 증가한다.

부활성기능의 측면에서 보면 모든 정서는 매우 유사하다. 공포와 행복감은 서로 다르게 느껴지며 분노와 환희도 마찬가지다. 서로 다른 정서는 전혀 다른 신체적 반응을 일으킨다. Paul Ekman은 피험자들에게 눈썹을 위로 올린다든지 입술을 아래로 낮추는 것과 같이 서로 다른 얼굴표정을 하게 하였다. 그들은 피험자가 그러한 표정을 함으로써 분노와 행복감과 같은 서로 다른 정서를 경험한다는 사실을 발견하였다.

Ekman은 서로 다른 정서, 특히 분노를 특징지우는 자율신경계통의 활동을 일관성있게 기록하였다. 이 자료에서 사람들은 자기 스스로 자신의 정서를 통제할 수 있다는 사실을 발견하였다. 통일한 사태에 대해서도 사람마다 서로 다른 정서적 반응을 한다. 분노를 느낀다든지 기쁨을 느끼면 얼굴이 붉어지는 사람이 있다. 땀을 흘리는 사람이 있고, 위장반응을 일으키는 사람도 있다.

동일한 정서경험에도 서로 다른 활동이 수반된다. 시험불안이 있을 때 발한양이 증가하는 사람이 있는가 하면 심장박동이 증가하는 사람도 있다. 응급사태에 직면하였을 때 나타나는 응급반응에도 큰 개인차가 있다. 여러 사람의 정서반응에서 표정만은 일관성 있게 나타난다.

공포는 위협에 직면하였을 때 나타나는 특수한 정서반응이다. 아이들은 매를 보면 공포를 느낀다. 계통발생학적으로 보면 공포에는 매우 높은 상징적 의미가 있다. 그것은 공포라기보다 예기불안에 가깝다. 불안은 장차 일어날 수 있는 손상에 대한 기대에서 싹튼 반응이라고 볼 수 있다. 여기서 말하는 손상은 신체적인 것도 있고 자기 존중감에 대한 위협과 같은 심리적인 것도 있다. 공포를 일으키는 자극은 매우 분명하다. 사태가 불분명하고 무슨 일이 일어날지가 불확실할 때에는 근심걱정이 일어나고 불안해진다.

인지기능과 정서반응과는 깊은 관계가 있다. 그러나 그들 간의 인과관계는 매우 불분명하다. 정서가 먼저냐 인지가 먼저냐는 병아리가 먼저냐 달걀이 먼저냐와 같이 인과관계를 밝히기가 매우 어

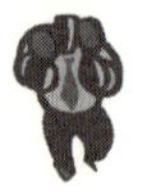

렵다. 정서와 사고는 피드백체계의 일부이며 이들은 서로 영향을 주고받는 관계에 있다고 보는 것이 보다 바람직하다. 그렇지만 정서적 평가가 앞서는 경우가 있다. 예를 들어, 나는 과일을 좋아한다는 것은 하나의 평가이다. 이 평가가 장기간의 분석 후에 이뤄질 수도 있다.

감정은 중요한 정보에 속한다. 전두엽에는 의사결정의 기능이 있다. 감정은 정보나 기억과도 깊은 관계가 있다. 감정은 건강문제, 특히 암과 심장발작과는 매우 깊은 관계가 있다. 감정경험의 표시정도는 건강과 밀접한 관계가 있다. Lieberman에 의하면 고령자의 경우 그가 경험한 공격성과 분노표출수준은 그의 장수정도를 가장 정확하게 예언할 수 있는 단일지표가 된다고 한다. 피동성과 분노의 억제는 개인의 생물적 기능을 쇠퇴시키고 스트레스의 양을 증대시킨다.

공격적 행동은 상황에 따라서는 생존의 수단으로 활용되기도 한다. 보다 장수하는 사람일수록 공격적으로 행동하는 경향이 있다. 공격적인 사람은 위협에 직면하였을 때 그것을 현실적으로 평가하고 그에 수반되는 정서적 반응도 솔직하게 수용한다.

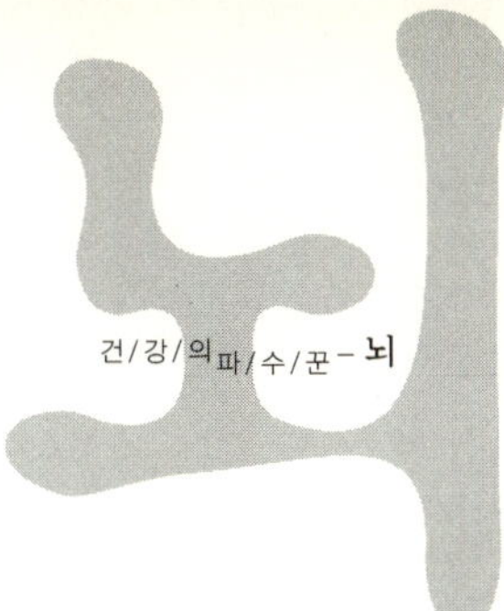

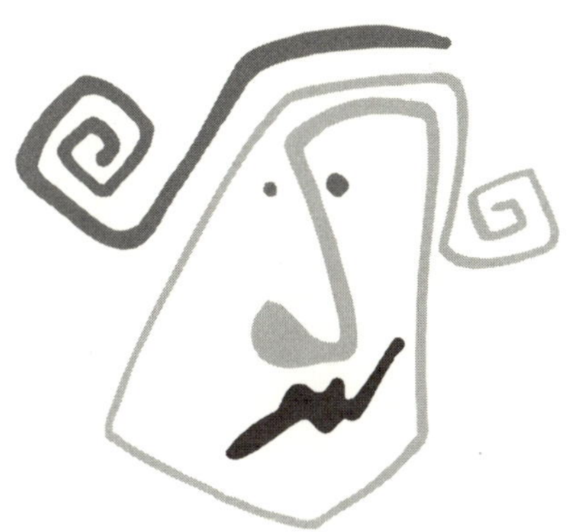

질병치료제는 도처에 있다

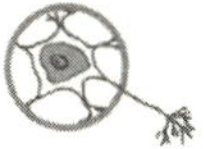

캐나다 태생의 영국의사 William Osler(1849~1919) 경은 20세기 초의 유명한 의사였다. 그가 의학에 미친 영향은 매우 크다. 1969년 12월 22일자 『*Journal of the American Medical Association*』에는 그의 업적이 자세히 소개되어 있다. 이 잡지에서 옥스퍼드의 의사 Patrick Mallam은 Osler 경이 1906년 그의 3세 된 동생을 치료한 사실을 자세히 소개하고 있다.

환자는 심한 백일해와 기관지염을 앓고 있었다. 부모와 간호사의 도움을 받았지만 전혀 먹지 못하였다. 외부자극에도 전혀 반응이 불가능한 상태였다.

의사는 환자를 간단히 검사한 후 복숭아를 깎아서 먹였다. 그는

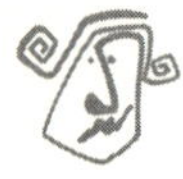 환자로 하여금 스스로 복숭아를 조그맣게 잘라서 먹도록 하였다. 2~3일 후부터 환자는 회복하기 시작하였다. 여기서 어린 환자가 회복될 수 있었던 것은 약물치료의 결과가 아니었다. 그것보다는 의사가 착용한 제복의 영향이 매우 컸다. 의사로서 또 손위형으로서 최선을 다했기 때문에 회복가망성이 전혀 없던 동생이 회복하여 행복한 삶을 되찾게 되었다고 Jack Mallam은 회고하였다.

삶에 대한 희망을 상실한 사람들을 수용하고 그들에게 삶의 희망을 갖도록 격려해 주는 곳이 있다. 프랑스 서남부 피레네 산맥 기슭에 조그마한 루이드라는 마을이 있고 이 마을의 동굴 속에는 마리아성당이 있어 유명하다. 이 마을에는 서방식 종교적 치료수도원이 있다. 이 수도원에는 매년 수천 명의 만성병을 가진 순례자가 모여든다.

존즈홉킨스 의과대학 정신과의사 Jerome Frank는 치유사원으로서의 현대병원의 특징에 대해서 다음과 같이 말한 바가 있다. 즉, 의학의 역사에서 가장 훌륭한 존재는 환자이다. 그들은 괴상한 물질을 감수하며 검증되지도 않은 기술에 의한 치료를 받으며 견디어 가고 있다. 왜냐하면, 그것들이 의학이라는 이름으로 주어지고 실시되고 있기 때문이다.

이 수도원에서는 개구리정액, 도마뱀의 혀, 일각수의 뿔, 동물의 분비물 등이 약으로 쓰여지고 있다. 현대의사들이 보면 효과도 없고 위험하기 짝이 없다. 그래도 그것이 환자에게는 큰 도움이 된다. 이러한 일을 병원에서 떳떳하게 수행하고 있다.

환자에게는 어떤 방법으로 치료가 되든 크게 문제가 되지 않는다. 치료과정에서 중요한 것은 환자의 마음이다. 그럼에도 불구하고 질병에서 회복한 환자 가운데 자신의 마음속에 있는 신념에 의해서 치유되었다고 생각하는 환자는 그리 많지 않다. 대다수는 자기의 질병은 의사에 의해 치유되었다고 생각한다. 의사도 그 환자의 병을 자신의 의술로 치료한 후 퇴원시켰다고 주장한다. 이렇게 환자를 속이는 의사가 수세기 동안 많은 사람의 존경을 받아 왔다. 우리 몸에는 질병을 스스로 치유하는 기능이 있다. 거기에는 많은 이유가 있다. 모든 질병에는 한계점이 있다. 의사로부터 아무런 치료를 받지 않아도 아스피린 한두 알을 복용한 후 환자의 상태가 눈에 띄게 호전되는 사례가 많이 있다. 치료효과에는 믿어지지 않는 생리적 요소가 작용하는 경우가 많이 있다.

중세기에는 방혈을 위해 거머리를 환부에 붙이기도 하였다. 거머리에 대한 화학적 분석에서 네 가지 활성적 화학물질을 발견할 수 있다. 이는 여러 가지 질병을 치료하는 데 큰 효과가 있다는 사실도 아울러 밝혀졌다. 의학에서 오랫동안 사용되는 약제 가운데 거머리에서 발견된 치료효과보다 더 낮다는 사실이 입증된 약은 별로 많지 않다.

수천 년의 역사를 가진 의학에서 밝혀진 약의 효과가 정상적인 의학의 지식으로는 설명되지 못하는 것들이 너무도 많이 있다. 모든 환자의 질병이 약으로만 치료되는 것은 아니다. 무엇보다도 치료자와 약에 대한 믿음이 중요하다. 이는 선천적으로 타고난 뇌의

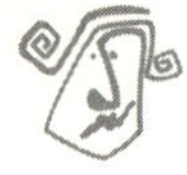

자기치료 기제에 의해서 좌우된다.

치료, 치료자 및 약에 대한 신념 등이 질병치료 효과를 좌우한다는 사실에는 긴 역사가 있다. 병에 걸렸을 때 긍정적 정서와 감정을 갖는 것과 기대감과 희망을 갖는 것 등이 치료효과를 촉진시키고 건강을 회복하는 데 큰 도움을 준다.

이와 같은 효과를 흔히 플라시보효과 혹은 설탕정효과라고 부른다. 이는 화학적으로 비활성적 물질이며 실제 치료효과를 촉진시킬 수 있는 특정한 생리적 활동은 하지 못한다.

플라시보라는 용어는 라틴어에서 유래한 것으로 나를 분명히 즐겁게 할 것이다라는 의미가 내포되어 있다. 여기에는 그 외에 여러 가지 흥미있는 사실도 포함되어 있다. 무엇보다도 의사나 치유자가 환자에게 어떤 즐거움을 줄 수 있다는 의미도 포함되어 있다. 물론 플라시보 그 자체에는 질병치료에 도움을 주는 약리적 작용이 전혀 포함되어 있지 않다.

또 이 말에는 환자가 치료자에게 즐거움을 주기 위해 환자 스스로 더욱 상태가 호전되어야 되겠다는 결심도 또한 포함되어 있다. 플라시보는 한때 의학의 세계에서는 환영받지 못했을 뿐만 아니라 심한 경우에는 의사가 이에 관심을 갖는 것도 금기사항이었다.

현대의학자들은 새로 연구개발된 치료제의 효과는 일단 부정적으로 보는 경향이 있다. 플라시보효과만 부정적으로 본 것이 아니다. 개발 초기에는 페니실린효과도 매우 부정적으로 보았다.

당시의 의사와 약리학자들은 페니실린을 생물학적·의학적 기

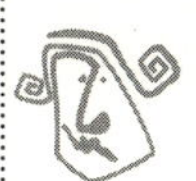

능을 해치는 물질로 단정하기도 하였다. 페니실린에는 박테리아를 박멸시키는 기능이 있다는 사실이 밝혀지기 전까지 그것은 한낱 오염물질로 간주되었다. 플라시보 그 자체에도 신체적 질병치유를 강화시키는 기능이 있다는 사실이 밝혀지면서 그에 대한 연구의 필요성이 인정받게 되었다.

플라시보에는 매우 다양한 질병치료 효과가 있다는 사실이 밝혀진 것은 1955년이었다. 하버드 대학교 의과대학 교수인 Henry Beecher 박사는 동통, 배멀미, 두통, 기침, 불안, 신경성장애, 고혈압, 협심증, 우울증, 좌창 혹은 여드름, 천식, 건초열, 감기, 불면증, 관절염, 궤양, 편두통, 변비, 비만, 위액산도, 혈구계산 등에 플라시보를 투여하였을 때 환자의 1/3에서는 페니실린에 의한 치료효과와 직접 비교할 만한 큰 치료효과가 나타났다고 주장하였다.

기대했던 약과 상반된 효과가 나타나는 플라시보의 효과도 있다. 예를 들어, 심한 구토를 호소하는 여자의 사례를 두고 생각해 보자. 의사는 그 환자에게 어떤 도움이 될 만한 충고를 할 수 없는 상황이었다. 심한 욕지기를 유발할 수 있는 객관적 사실은 위의 수축뿐이었다. 의사는 그의 욕지기를 멈추게 할 수 있는 새롭고 경이적인 약을 투여하였다. 이 약을 복용한 환자는 20분 후 욕지기를 완전히 멈추었고 환자는 정상으로 회복되었다.

사실 환자에게 투여한 약은 욕지기를 치료하는 강렬하고 경이적인 약이 아니라 구토를 일으키는 시럽이었다. 이 경우 플라시보의 효과는 약의 기능과 상반대되는 사례에 속한다. 토근시럽에 의해

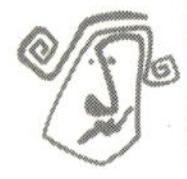

욕지기가 훌륭하게 치료된다는 사실을 강력하게 암시했을 때 이는 뇌의 자기제어 기능을 유발시키는 단서로 작용한다. 모든 플라시보에 긍정적 치료효과만 있는 것이 아니다. 플라시보를 복용하였을 때 심계항진, 조울림, 두통 및 설사는 물론 속이 메시꺼워지는 부작용이 나타나는 수도 있다.

약학과 학생들을 대상으로 한 플라시보효과에 대한 실험결과를 살펴 보자. 실험자인 교수는 학생들에게 흥분제와 진정제가 신체에 주는 영향을 자세히 설명해 주었다. 그리고 나서 학생 스스로 핑크색인 흥분제와 파란색인 우울제를 자유롭게 선택·복용하게 하고 그들의 혈압과 심장박동의 변화를 측정하여 자세히 기록하였다.

반수의 학생들에게서는 여러 가지 생리적 변화가 나타났다. 즉, 혈압과 심장박동이 떨어지고, 현기증이 나타나며, 눈물이 나고, 복통이 나타났다. 모든 증후는 복용한 약에 따라 일관성 있게 나타났다. 그러나 비활성제를 복용한 학생들의 경우 약의 빛깔은 기대감과 밀접한 관계가 있었다. 이와 같은 절차는 플라시보연구자들이 쓰는 가장 일반적인 방법이다. 플라시보효과는 모든 치료과정에 있어서 매우 중요한 의미를 갖는다. 외과치료에서도 매우 인상적 현상이 나타난다.

1950년대 중반에 여러 가지 심장병에서 오는 흉통을 치료하는 방법이 연구·개발되었다. 그 가운데 하나가 내적 유방결찰법이다. 이는 가슴동맥을 묶는 방법이다. 수술에 의해 약 40%의 환자가 호전되나 내적 유방결찰방법을 사용했을 때에는 60~70%의 환자 상태는 호전된다. 이 방법을 사용했을 때 환자가 감내할 수 있는 운동량이 크게 증가된다는 사실이 심전도에 잘 나타난다. 이와 같은 장점 때문에 많은 의사들이 이 방법을 선호하는 경향이 있다. 그렇지만 이 방법의 생리적 기저에 대해 외과의사들은 많은 의문을 제기하고 있다.

동맥결속수술을 받겠다고 자원한 환자들을 치료자는 수술집단이나 가짜 수술집단에 배치하였다. 두 집단 모두 흉부를 절개하였다. 여기서 한 집단은 동맥을 묶고 다른 한 집단은 치료적 절차를 거치지 아니하고 동맥을 폐쇄하였다. 이것은 순수한 플라시보수술이다.

여기서 환자는 우선 수술실에 들어가서 마취를 받는다. 가슴을 수술한 후 봉합하고, 수술 후에 오는 동통을 겪고, 약을 먹는다는 것을 상상한다. 이와 같은 플라시보수술의 효과는 동맥폐쇄 수술 효과만큼이나 컸다.

이와 같은 연구에는 큰 제약이 따른다. 그러나 이 효과는 심장동맥 바이패스 이식조직법을 사용한 치료에서 뚜렷하게 나타나고 있다. 이 수술에서는 심장과 연결되는 불건전한 부분을 환자의 다리혈관에서 절취해서 만든 혈관으로 연결한다. 초기에 이 수술법은 매우 성공적이었다. 환자의 90%는 증후가 호전되었다. 75%의 환자에서는 다소 비관적 결과도 나타났다. 즉, 플라시보치료 후에 심장기능상태가 호전된 것은 20%, 전혀 호전되지 않은 것은 60%,

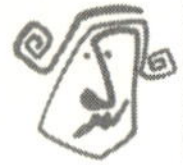

그리고 상태가 악화된 것은 20%였다는 연구결과도 있다.

독일의 의사 Rneder는 세 명의 환자를 대상으로 임상실험을 하였다. 한 환자는 만성방광병 환자였고, 또 다른 환자는 심한 췌장병환자였고, 그리고 세 번째 환자는 치료가 불가능한 자궁암환자였다. 이 환자는 복부에 물이 가득 차 있었고 빈혈도 심하였다.

Rneder는 신앙치료자에게 환자에 대한 모든 정보를 제공하고 이 세 환자의 치료를 부탁하였다. 치료자는 수주 동안 12회에 걸쳐 치료하였다. Rneder는 환자에게 어떤 변화가 있을지에 대해서 전혀 말해주지 않았다. 그러나 자신과 그 동료들은 환자의 임상상태변화를 가져오려고 시도하였다. 결과적으로 환자에게는 어떤 변화도 일어나지 않았다.

치료자가 환자에 대한 치료를 중단했을 때 Rneder는 환자에게 이런 말을 했다. 즉, 내가 특정한 날 특정한 시간에 당신의 질병치료에 전력할 치료자를 배치했다. 치료자는 환자에게 이 사람은 자신과 같이 명성이 높은 사람이라는 사실을 분명히 밝혀주었다. 이에 따라 환자는 지적한 날짜, 지적한 시간에 현저한 치료효과가 있게 될 것이라는 기대를 가지게 되었다. 지적한 치료날짜와 시간에 환자의 방광동통은 성공적으로 치료되었고 그 상태는 수년간 지속되었다.

췌장병환자의 췌장기능은 정상적으로 회복되었고 체중도 30파운드가 증가하였다. 수술이 불가능했던 자궁암환자의 경우 복부가 부풀어오르고 복수가 차던 증후가 소실되었다. 식욕도 증가하고

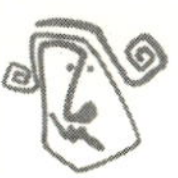

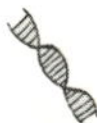

플라시보가 가지는 무엇보다 중요한 기능은
그 자체가 긍정적 의미를 가지게 해주며,
그 자체에는 일종의 자기치료의 기능이 있다는 것을
확증해 주었다는 점이다.

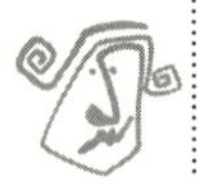

빈혈증은 상태가 호전되어 퇴원하였다. 그는 퇴원 후 3개월 동안 매우 활동적으로 생활하다가 사망하였다. 이와 같은 변화는 이미 기대했던 것이었다. 그의 회복은 순수한 신앙에 의한 것이었다. 불행하게도 그의 변화는 객관적으로 설명될 수는 없었다.

플라시보반응에는 긍정적인 의미만이 있는 것이 아니고 부정적이며 병적인 면도 포함되어 있다. Henry Beecher는 2차대전 때 부상병 가운데 동통치료를 위해 약을 복용할 필요를 느끼는 병사는 전체 부상병의 1/4에 불과하였고, 나머지 부상병은 전투임무에 종사할 수 있었다는 사실을 밝혀냈다. 일반시민이 그런 정도의 상처를 입었다면 전문적 치료를 받지 않을 수 없었을 것이다.

Henry Beecher의 주장에 따르면 부상병과 시민이 의학적으로 동일한 수준의 부상을 입었다 해도 그들이 주관적으로 느끼는 동통의 정도는 서로 다르다고 한다. 즉, 부상병이 느끼는 동통의 정도는 시민이 느끼는 정도보다 훨씬 심하다. 왜냐하면, 전투병사가 입은 상처에는 전투장에서 해방되는 보상이 주어지지만 일반시민의 경우 일자리를 잃게 되고, 입원생활을 해야 되며, 자유시간을 박탈되는 등 일반적인 생활이 크게 제약을 받기 때문이다.

상처를 입었을 때 그것을 가볍게 받아들이는 병사가 있는가 하면 그렇지 않고 그것을 매우 고통스럽게 받아들이는 병사도 있다. 우리는 여기서 서로 다른 병사가 경험하는 서로 다른 경험에 대해 생각해 볼 필요가 있다.

일반적으로 가벼운 상처를 입은 병사일수록 더욱 많은 약을 복용하는 경향이 있다. 이 병사가 약을 복용하는 것은 다시 전투장에 복귀하는 것을 피하기 위해서이다. 이들은 실제보다 심한 통증을 느끼고 있다. 그들은 보다 많은 약을 복용하게 된다. 이것이 그에게는 큰 보상이 된다.

치료방법에 따라 플라시보반응의 질이 결정된다. Steven Grgll은 Martin Ratahn과 공동으로 환자의 치료자에 대한 신뢰수준이 치료효과를 좌우한다고 주장하고 있다. 이와 같은 사실을 입증하기 위해 치료자는 두 집단의 환자에게 치과마취 전에 동일한 플라시보를 투여하였다. 이때 두 집단에게는 플라시보효과에 대해 서로 다른 메시지를 주었다. 메시지는 효과를 지나치게 과대평가하는 것과 그것을 지나치게 과소평가하는 것으로 되어 있다.

전자에는 이런 말이 들어 있다. 즉, 이 약은 근자에 개발된 것으로 긴장, 불안 및 동통을 감소시키는 데 매우 효과가 있다. 너에게는 아무런 해를 끼치지 않는다. 즉시 좋은 효과가 나타날 것이다. 이것은 내가 직접 발견한 사실이다. 이와는 달리 후자의 메시지에는 이런 말이 들어 있다. 즉, 이 약은 근자에 개발된 것으로 어떤 사람에게는 불안, 긴장, 동통을 감소시키는 효과가 있다. 그러나 어떤 사람에게는 아무런 효과도 나타나지 않는다. 이것은 내가 발견한 사실이 아니다.

매우 자신감이 있고 열성이 담긴 메시지를 받은 집단에서는 그렇지 못한 메시지를 받은 집단에 비해 불안과 동통이 뚜렷하게 감소되었다. 신뢰감이 치료효과에 큰 영향을 준다는 사실에 대해 프

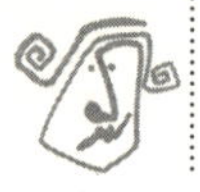랑스 의사 Armand Trosseau(1801~1867)는 1833년 이렇게 말했다. 즉, 너에게 치유기능이 왕성할 때 될 수 있으면 많은 환자를 새로운 약을 사용해서 치료하라. 환자가 치료자 혹은 의사에 대해 신뢰감을 갖는 것은 치료에 큰 도움이 되는 것은 사실이지만 그것이 반드시 필요한 것은 아니다. 보다 크게 문제가 되는 것은 환자가 치료자에 대해 갖는 객관성이다.

이 점에 대해 마취학자 Lawrence Fybert는 당뇨병으로 인한 괴저 때문에 다리수술을 받은 환자에 대해 다음과 같이 자세히 언급하였다.

환자는 85세 된 가난하고 문맹에 가까운 부인이었다. 그녀는 척추마취를 받아들이기로 결심하였다. 의사 세 사람은 환자가 관심을 갖는 사회적 문제에 대해 이야기하면서 수술을 하였다. 의사는 환자에게 목소리를 낮추라고 하지만 환자는 여전히 높은 목소리로 이야기를 했다. 환자는 무슨 일이 진행되고 있는지 궁금하게 여기고 있었다. 의사가 사무실 근처에서 생일파티가 열렸었다는 이야기를 해주자 환자는 다소 긴장이 이완되는 것처럼 보였다.

젊은 의사는 그가 농담하는 것을 저지시키지 못했다. 최종적으로 선임 의사가 다리에 항생물질을 주사하면서 사이비 종교적 세례를 주었다. 환자는 불쑥 일어나 자기에게 무슨 일이 일어나고 있는지 알려고 하였다. 의사들은 모두 입을 다물고 조용히 있었다. 이때 환자의 태도는 크게 달라졌으며 매우 놀라운 일로 생각하였다.

환자는 젊은 의사가 가난하고 병든 자신의 다리를 붙잡고 기도 하는 것에 큰 감명을 받았다. 환자가 회복한 것은 순수히 자신이 의사로부터 받은 정신적 지지에 의한 것임이 틀림없다. 치료에 있어서 환자의 치료자에 대한 신뢰감 못지않게 치료자가 환자에게 주는 암시가 치료효과에 큰 영향을 준다. 이와 같은 사실은 Neil Fiore가 제시한 사례에서 잘 알 수 있다.

환자는 자신이 암으로 고생할 때 받은 화학적 치료경험을 자세히 기억하고 있었다. 환자는 화학적 치료에 따르는 불쾌감, 예를 들면 탈모, 심한 메스꺼움 및 구토는 치료자의 긍정적 메시지를 받음으로써 효과적으로 극복할 수 있었다. 치료상황에서 치료자가 환자에게 실망스런 태도를 보이거나 말을 하면 환자는 크게 실망한다. 다음과 같은 사례를 두고 생각해 보자.

당신은 심한 동통을 경험할 것이다. 우리는 당신에게 도움을 줄 수 있는 많은 약을 가지고 있다. 화학적 치료는 매우 독성이 심하다. 그것 때문에 당신의 머리는 빠지고 당신은 심한 메스꺼움을 느낄 것이다. 당신은 급성장하는 세포를 말살하는 아주 강한 약을 복용할 것이다. 그래도 세포는 급성장할 것이다. 두발세포도 급속도로 성장한다. 약은 모발과 암세포의 차이를 알지 못한다. 그러므로 일시적으로 모발이 빠지는 수가 있다. 다행히 당신의 정상적이고 건전한 세포는 약을 먹으면 곧 재생되나 약한 암세포는 재생되지 않는다.

치료자가 환자에게 주는 긍정적 메시지는 약의 효과를 촉진시킨다. 이와 같은 사실을 입증하는 실험결과를 하나 살펴 보자. 치료

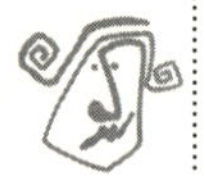

자는 30명의 환자에게 혈압을 낮추기 위한 긴장이완훈련을 실시
하였다. 치료자는 우선 반수의 환자에게는 1회 긴장이완훈련 후에
곧 혈압이 떨어질 것이라는 암시를 주었다. 이와는 달리 다른 반수
의 환자에게는 3회의 긴장이완훈련 후에나 혈압이 떨어지게 될 것
이라고 암시하였다.

이 결과 1회의 긴장이완훈련 후 혈압이 떨어질 것이라는 암시를
받은 환자의 혈압은 3회 긴장이완훈련 후 혈압이 떨어질 것이라는
암시를 받은 환자의 혈압보다 수축혈압이 7배나 크게 떨어졌다.

플라시보와 약의 효과는 어느 것이나 매우 복잡하다. 실제 약의
효과가 있을 것이라고 생각하거나 약의 효과가 있기를 바라는 약
은 실제로 효과가 있다. 플라시보의 긍정적 · 부정적 혹은 중성적
효과는 약의 효과에 그대로 반영된다. 그렇지만 이와 같은 효과는
정상적인 의학치료에서는 구분하기 매우 어렵다. 왜냐하면, 그 효
과가 모두 동시에 나타나기 때문이다.

특수한 경우 생리적 효과와 플라시보효과는 구분할 필요가 있다.
한 가지 예를 들어 보자. 의사는 환자에게 새 약을 처방 · 투약하였
다. 사실 이 약은 플라시보였다. 환자는 이 약이 자신의 천식증후치
료에 도움이 되기를 바라고 있었다. 환자는 약의 효과가 없다고 의
사에게 호소하였다. 이때 의사는 플라시보의 효과를 다시 점검해
볼 필요가 있다.

플라시보의 외관상 특성과 그 복용방법은 환자의 기대나 효과에
큰 영향을 준다. 플라시보주사는 플라시보정보다 치료효과가 더

좋다. 플라시보캡슐은 플라시보정보다는 치료효과가 더 좋으나 플라시보주사보다는 그 치료효과가 떨어진다.

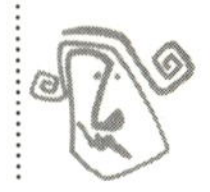

플라시보의 크기와 색깔은 치료효과를 좌우한다. 즉, 작고 노란 플라시보정은 우울증치료에 효과가 있고, 크고 푸른 플라시보정은 진정제로서의 효과가 크다. 다갈색이나 혹은 자주빛의 큰 플라시보정보다 밝고 노란 플라시보정은 다른 빛깔이나 크기의 플라시보정보다 매우 효과가 크다. 보다 쓴 약을 복용하거나 어려운 질병치료를 위해 약을 복용하였을 때 플라시보효과는 보다 확실하게 나타난다.

상표명이 플라시보에 의한 치료효과에 큰 영향을 준다. 빈번하게 두통을 호소하는 환자에게 상표가 친숙한 것과 그렇지 못한 아스피린이나 플라시보를 투여한 결과를 보자. 일반적으로 친숙하지 못한 상표의 플라시보를 복용한 환자의 40%, 친숙한 상표의 플라시보를 복용한 환자의 50%, 친숙하지 못한 상표의 아스피린을 복용한 환자의 50%, 그리고 친숙한 상표의 아스피린을 복용한 환자의 60%는 두통이 효과적으로 치유된다.

실제 친숙한 상표일수록 플라시보나 아스피린의 효과가 모두 약간 높다. 실제 아스피린의 활동성성분은 플라시보정보다 효과가 약간 더 있을 뿐이다. 실제효과는 상표명과 기대감에 의해 증가된다.

플라시보를 임상장면에서 빈번하게 활용하는 것은 전적으로 찬성할 수 없다. 왜냐하면, 임상장면에서 환자를 속이는 것은 윤리적으로 용납되지 않기 때문이다. 플라시보에 의한 치료는 많은 제한

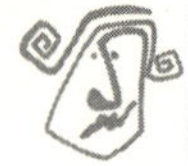

을 받지 않을 수 없다.

플라시보가 가지는 무엇보다 중요한 기능은 그 자체가 긍정적 의미를 가지게 해주며, 그 자체에는 일종의 자기치료의 기능이 있다는 것을 확증해 주었다는 점이다. 플라시보에는 환자를 돕는다는 상징적 의미가 있고 또 문화적·개인적 기대감을 증대시켜 주고 있다.

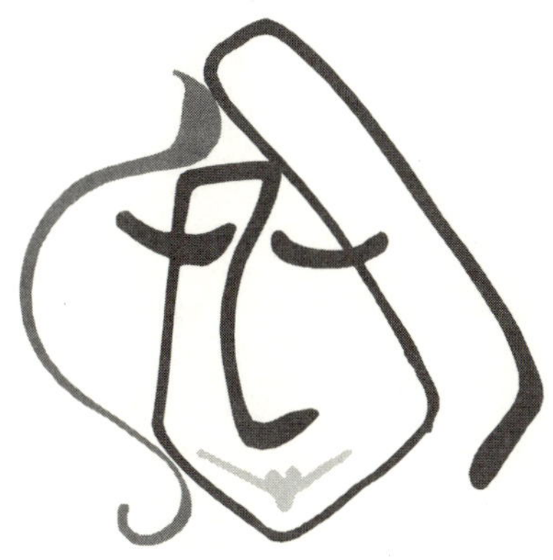

뇌 속에는 건강을 지키는 여러 가지 신경전달 물질도 있다

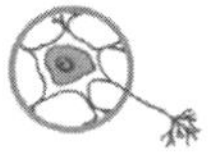

우리의 기분과 성격은 체액의 큰 영향을 받는다. 이와 같은 주장은 긴 역사가 뒷받침해 주고 있다. 고대 희랍사람들은 특수한 체액에 의해 기분의 특성이 결정된다고 믿었다. 체내에서 담즙이 과다하게 분비되면 화를 잘 내는데, 이를 담즙질성격, 그리고 점액이 과다하게 분비되면 매우 조용한데, 이를 점액질성격이라고 불렀다.

이와 같이 고대 희랍사람들의 주장은 얼핏 보기에 허무맹랑할 뿐만 아니라 그 기본전제 같은 것도 전혀 없어 보이나 거기에는 현대과학적 방법으로 확증가능한 사실들이 많이 포함되어 있다.

우리 뇌에는 미세한 양의 화학적 전달물질이 있는데, 이것이 신

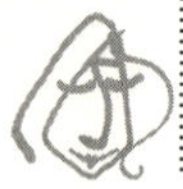

경계통의 활동단위가 된다. 이들 여러 가지 신경전달 물질의 결합형태에 따라 기질과 기분의 특성은 물론 치료효과의 특성도 좌우된다. 고대연구자들은 뇌의 내부에는 3~4종류의 화학적 물질이 있다고 믿었다. 그러나 현대과학자들에 의해 밝혀진 것은 수백 종이 넘는다.

이 수많은 신경전달 물질은 뇌의 의사소통을 돕고 있다. 화학적 신경전달 물질 가운데 아세틴콜린, 노르에피네프린, 세러토닌, 도파민, 엔도르핀 등은 흥분, 수면과 꿈, 환각, 동통제어, 기분 및 사고기능과 밀접한 관계가 있다.

우리가 뇌 속에 들어갈 수만 있다면 뇌의 신비스런 활동을 직접관찰할 수 있을 것이다. 우선 이런 현상을 관찰할 수 있을 것이다. 즉, 뇌의 내부에서는 수백만의 크고 작은 운동이 일어나고 그때마다 신경원이 전기적 운동을 일으킨다. 그 운동은 다시 신경원 속으로 들어가 여러 가지 화학적 물질을 분산시켜 세포에 전달한다. 그것이 다시 세포로 되돌아온다. 뇌는 지속되는 화학적 메시지를 통해 신체와 교신하면서 신체를 통제한다. 신경전달 물질의 미분자는 세포와 세포 사이의 메시지를 전달하는 구실을 한다. 뇌에서 생성·분비된 신경호르몬은 혈류를 통해 다른 기관으로 전달된다.

이런 사실을 관찰하고 나면 신경세포와 뇌에는 기분, 사고 및 신체적 기능을 통제하는 강력한 내부제약소 기능이 있음을 짐작해 볼 수 있다. 뇌 속의 제약소에는 시중약국이나 제약회사보다 더 큰 장점이 있다. 무엇보다도 뇌 속의 제약소는 수백만 년을 두고 지속적으로 진화·발전되었다. 이와같은 진화적 실험은 인간을 피험자로 한 실험에 수반되는 윤리적 제약 같은 것을 전혀 받지 않는다는 장점이 있다. 사실 현대 약물실험실에서는 잘못된 실험 때문에 귀한 생명체가 희생당하는 사례가 많이 있다.

뇌 속의 제약소에는 빠른 약의 배달체계가 구비되어 있으며, 놀랄 만한 기능도 있다. 뇌에는 부작용을 최소화하면서 정확한 시간에 정확한 약의 양을 공급할 수 있는 기능이 있다. 그러나 대다수의 약이나 주사에는 예기치 못한 부작용도 있다.

또한 뇌는 화학물질 메시지와 끊임없이 교신을 한다. 이 기제를 이해하려면 화학적 물질과 그 수용기의 특성을 좀 이해할 필요가 있다. 모든 세포막은 수백 내지 수천 개의 서로 다른 분자로 구조되어 있는데 이를 수용기라고 부른다. 각 수용기에는 삼차원적 틀이 있다. 이는 자물쇠와 같이 이 틀에 꼭 맞는 화학적 열쇠에 의해서만 활동이 개시된다. 모든 신경전달 물질과 호르몬분자에는 자기 특유의 틀이 있다. 이는 특정한 수용기에만 맞는다.

이와 같은 자물쇠 - 열쇠의 관계는 신체의 화학적 메시지와 다른 세포와의 연결관계에도 그대로 적용된다. 메신저분자는 혈액 혹은 시냅스는 자기에게 적합한 수용기를 찾아다니다가 그것을 발견하게 되면 비로소 수용기의 기능이 시작되고 세포의 기능을 자극하거나 제지한다.

과거 수년 동안 뇌의 신경학적·화학적 비밀이 많이 벗겨졌다. 뇌의 화학적 본질에 대한 연구결과 뇌와 신체, 마음과 신체의 구분

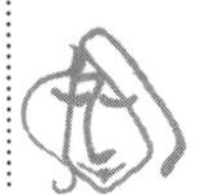

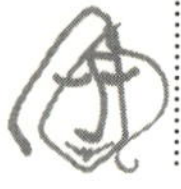

은 그리 쉽지 않다는 사실이 밝혀졌다. 뇌는 컴퓨터보다는 제약소와 비교하는 것이 더 타당하다. 이제 우리는 뇌가 가지는 치유적 기능에 더욱 더 많은 관심을 기울일 필요가 있다.

제약소에 비유되는 뇌에서는 여러 가지 약이 제조되고 있는데, 이들은 모두 신체의 균형을 유지하는 데 있어서 꼭 필요한 것들이다. 비교적 최근에는 엔도르핀이라는 새로운 약도 개발되었는데, 이 약에는 내인성동통제의 기능이 함유되어 있다. 이 외에도 내적 동통치료제의 종류는 많이 있다.

인류는 수천 년 전부터 동통치료를 위해 많은 쾌감을 경험할 목적으로 여러 가지 약을 사용하였다. 그 가운데 하나가 곧 양귀비이다. 약리학자들은 양귀비의 주된 활성성분인 모르핀을 분리하는 데 성공하였다. 그것은 심한 동통치료의 수단으로 사용가능한 약으로 합성되었다.

아편제에는 동통치료에 큰 효과가 있을 뿐만 아니라 신기한 점도 있다. 이 약과 같이 식물로부터 채취한 미분자가 인간의 뇌의 활동에 직접 큰 영향을 준다. 뇌의 활동에 영향을 주는 모든 약은 신경원의 수용기와 깊은 관계가 있으므로 진통효과가 있고 모르핀과 아편제는 뇌의 특수영역과 밀접한 관계가 있다.

1974년 스텐포드 대학교의 Avram Goldstein은 뇌에는 아편수용기가 존재한다는 사실과 그것을 찾아내는 방법을 연구·개발하였다. 4년 후 존스홉킨스 대학교 Solomon Snyder는 Canduce Pert와 공동으로 뇌 속에 아편수용기가 있다는 사실을 발견하였다. 실험연구를 위해 이들은 낼럭슨이라는 새로운 합성약의 장점을 이용하였다.

이 약에는 그 구조와 형태에 있어서 모르핀이나 다른 아편제의 활동을 차단하는 기능이 있다. Snyder와 Pert는 낼럭슨이 뇌의 마약제수용기 측에 결합되어 길항성을 발휘하게 되면 아편제미분자의 기능을 저지한다는 사실을 발견하였다. 아편제와 낼럭슨은 비슷한 수용기를 가지려는 경향이 있다.

우리의 신체와 뇌에는 자연아편제가 있고 그것을 수용하는 기관이 있다는 사실에 관심을 가진 세계의 유명한 과학자들은 이를 발굴하기 위해 많은 노력을 기울였다. 마침내 1975년 최초로 에버던 대학교 John Hughes는 Hans Kosteritz 박사와 엔도르핀을 발견하는 데 성공했다.

그들은 토끼, 돼지, 쥐와 같은 여러 동물의 뇌 속에 이물질이 들어 있다는 사실을 발견하였다. 이 물질의 약리학적 구조는 모르핀의 것과 매우 유사하다는 점 또 이 활성물질은 조그마한 팹티드 미생물의 혼합물이라는 사실도 아울러 밝혀냈다. 얼핏 보기에 이들 뇌모르핀은 모르핀미분자와 전혀 다르다. 왜냐하면, 팹티드는 보다 큰 미분자이며, 이는 아미노산체인을 구성하고 있기 때문이다. 이는 세포를 구성하는 기본구조체이다. 이와는 달리 모르핀은 팹티드가 아니며 화학적 구조도 엔도르핀과 크게 다르다.

모르핀미분자의 3차원적 형태를 분석해 보면 한쪽은 엔케펄린의 미분자와 유사하다는 것을 알 수 있다. 그러므로 뇌 속의 아편수용기는 아편수용기가 아닌 엔케펄린수용기로 자연적으로 일어

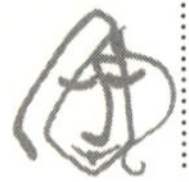

나는 뇌아편으로 작용한다.

모르핀과 구조적으로 관계가 있는 합성약은 아편수용기에 적합하다. 사실상 낼럭슨은 아편효과를 차단하거나 그에 길항작용하는 것으로 뇌모르핀보다는 아편수용기에 가깝다. 왜냐하면, 이는 모르핀의 작용을 효과적으로 길항하기 때문이다. 모르핀, 아편, 히로인, 기타 마약제는 아편 수용기에 작용하여 큰 효과를 가져온다. 아편은 충천감을 일으키기 때문에 심리적 쾌감을 유발할 가능성이 있다는 점도 생각할 수 있다. 만일 낼럭슨이 이 쾌감을 차단시킨다면 이는 엔도르핀이 함유된 것으로 생각할 수 있다. 엔도르핀이라는 말에는 내제적 모르핀이라는 뜻도 포함되어 있다.

어느 날 Avram Goldstein의 실험실에서는 연구자들이 둘러앉아서 이런 질문을 제기하였다. 즉, 우리가 아무런 기계도 사용하지 않고 우리에게 강력한 쾌감을 유발시킬 수 있을까? 어느 누구도 말을 하지 못하고 있는 데 어느 여자 연구원이 입을 열었다. 내용인즉 낼럭슨을 사용해서 쾌감을 경감시킬 수 없다는 것이었다. 어떤 연구자는 피험자에게 낼럭슨을 주사한 후 그가 좋아하는 음악을 들려주었다. 그들의 감정상태를 평가해 본 결과 흥분의 정도가 매우 낮았다. 이를 보면 엔도르핀이 음악에서 느끼는 쾌감을 유발하는 데 큰 역할을 한다는 것을 알 수 있다. 낼럭슨은 뇌 속에 보다 더 많이 저장할 수 있다.

헤로인은 호흡기능을 억제한다. 한 헤로인중독자가 헤로인복용으로 인해 거의 죽을 지경에 이르렀다. 그는 낼럭슨주사를 맞은지

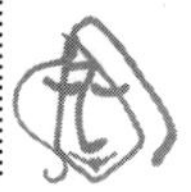

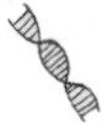

우리 뇌에는 내재적 안정장치가 있는데, 매우 복잡하다.
어떤 것은 엔도르핀을 생성하고 분비하며,
또 어떤 것은 신경전달 물질을 분비하고 있다.

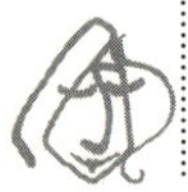

수초 후에 회복하였다. 그러나 곧 금단증후가 나타났다. 낼럭슨에는 뇌아편 수용기에서 오는 헤로인을 추방하는 기능이 있다. 그러므로 헤로인에 의한 호흡억제 현상이 소실된다.

1975년 엔케펄린이 발견된 후 이와 유사한 물질의 효과들이 발견되었다. 그 하나가 오피오이드(아편)이다. 이는 뇌 속에서 자연적으로 발생하는 것으로 그 효능은 모르핀보다 더 강하다. 특히 펩티드의 하나인 디노르핀이 가지는 치료효과는 모르핀보다 200배나 더 강하다.

엔도르핀 개발노력의 결과 1986년 초에는 엔도르핀에서 모르핀의 성분이 발견되었다. 뇌오피오이드의 기능은 동통과 불안을 제거하는 모르핀의 기능과 매우 유사하다는 사실이 밝혀졌다.

디노르핀이나 엔도르핀에는 이상적인 동통제거 기능과 진정기능은 있으나 중독기능은 없다. 이들은 모두 우리 체내에서 자연적으로 생성된다는 점이 특이하고 신비스럽다. 불행하게도 엔도르핀은 모르핀이나 헤로인과 같이 중독을 일으킨다.

헤로인은 원래 비진정제로 알려졌고 모르핀중독 치료를 위해 사용되었다. 뇌아편제 수용기에 작용하는 물질에는 어느 것이나 동통을 제거하고 쾌감을 증대시키는 기능이 있다.

엔도르핀은 강력한 진정제에 속한다. 1980년 일본의 오야마는 최초로 인간에게 엔도르핀을 투여하였다. 그는 14명의 암환자 척추에 베타-엔도르핀을 주사하였다. 그 효과는 보통 33.4시간 지속되었다. 환자에 따라서는 그 효과가 3일 이상 지속되는 수도 있었다.

아편제의 동통감소 기제가 영국의 한 과학자에 의해 밝혀졌다. 동통충동을 뇌에 전달하는 신경전달 물질은 P물질인 팹티드이다. 1977년 Leslie Iverson은 T. M. Jesseli와 공동으로 모르핀이 P물질의 방출을 제지한다는 사실을 발견하였다. 낼럭슨은 모르핀이 P물질에 주는 효과를 차단한다. 여기서 우리는 내재성아편제는 모르핀과 똑같은 기능을 한다는 사실을 짐작해 볼 수 있다.

우리에게는 동통감각을 전달하고 수정하는 신경계통이 필요하다. 동통신호에는 개체로 하여금 손상에서 벗어나 휴식을 취하게 하는 동기를 유발시키는 기능이 있다. 이와 같은 반응은 개체가 곧 도피할 필요가 있는 경우에는 역효과를 나타 낼 수가 있다.

우리는 스트레스를 받게 되면 호르몬과 엔도르핀이 분비된다. 부신피질호르몬은 부신선으로 하여금 투쟁이나 혹은 도피준비 행동을 촉진시킨다. 이와는 달리 엔도르핀은 동통을 차단하기 때문에 우리는 큰 손상을 입지 않고 행동을 취할 수 있게 한다. 뇌에는 동통자극이 오면 그것을 곧 받아들여 행동할 수 있는 조직도 있다.

동통제거 기제에는 일시적으로 동통자극을 차단시켜 적절한 행동을 취하게 하는 기능이 있다. 우리가 전투나 돌발적인 사고를 당했을 때, 또 스포츠에 열중하고 있을 때에는 큰 손상을 받아도 전혀 동통을 느끼지 못한다. 이것을 자연적으로 일어나는 동통억제 기제의 활동에 의한 것이라고만 볼 것인가?

스트레스와 동통 그 자체는 내재적 동통제거 계통에 주의하는 단서가 될 수 있다. 임산부와 태아가 스트레스를 받게 되면 엔도르

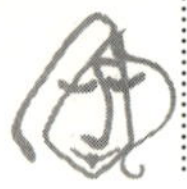

핀이 분비되어 그들이 동통을 이겨내는 데 큰 도움을 준다. 이와 같은 사실은 신경화학자와 Huda Akil 수녀의 특이한 실험연구에 의해 밝혀졌다.

엔도르핀의 동통제어 기능은 다른 동통실험 결과에서도 잘 입증되었다. 연구자들이 참기 어려운 동통을 호소하는 환자의 특정부위에 전기자극을 주면 환자의 참기 어려운 동통은 곧 소실된다. 특히 뇌실 주위를 뇌간회색 물질로 자극하였을 때에는 더 큰 효과가 나타난다는 실험결과가 있다.

실험자가 세 명의 환자를 대상으로 그들의 뇌실주위에 뇌간회색 물질을 자극하기 전, 중간, 그리고 후에 그들의 뇌척수액을 세 번에 걸쳐 측정하였다. 그 결과 뇌간회색 물질을 자극하였을 때에는 엔도르핀과 같은 물질이 2~4배가 더 증가한다는 사실을 발견하였다. 아편제수용기 부근을 자극하였을 때에도 동통이 크게 소실되었다.

이 뇌영역에 현미주사법으로 마약제를 주사하였을 때에는 낼럭슨은 동통을 차단하는 기능을 한다. 이와 같은 사실에서 엔도르핀은 부분적이지만 진정작용을 한다는 사실을 알 수 있다.

우리 뇌에는 내재적 안정장치가 있는데, 여기에는 동통을 제거하는 기능이 있다. 그 장치는 매우 복잡하다. 어떤 것은 엔도르핀을 생성하고 분비하며, 또 어떤 것은 신경전달 물질을 분비하고 있다. 이 장치는 약물이나 전기자극에 의해 그 기능이 활성화 될 수 있다. 또 스트레스에 의해 그 기능이 활성화되기도 한다. 옛날 동통치료자들이 사용했던 침술도 안전장치의 기능을 활성화시키는 수단이었다고 생각할 수 있다.

치료자들은 치료를 목적으로 신체의 특정부위에 침을 꽂는다. 침술에 의한 안정장치의 자극도 엔도르핀에 의해 매개된다는 것은 현대의학자들도 수긍한다. 심한 동통을 호소하는 환자 10명을 전자침으로 치료한 사례가 있다. 치료자는 전자침으로 경락을 자극한다. 침술치료 후 모든 환자의 척추액농도 수준이 크게 증가한다는 사실이 관찰되었다. 낼럭슨에는 침술에 의한 진정상태를 차단하는 기능이 있다. 이것은 곧 엔도르핀의 긍정적 기능을 확증해 주는 것으로 생각할 수 있다.

내부약제의 기능은 통속의학적 기술로써 활성화시킬 수 있으며 신앙에도 이것을 활성화시키는 기능이 있다. 플라시보효과는 수세기 전에 우리에게 알려졌지만 그 기제는 아직도 신비의 베일에 가리워져 있다. 엔도르핀은 플라시보의 한 측면을 매개하고 있으며 플라시보에 의해 유발된 동통을 제거시킨다.

모르핀에도 강력한 동통치료 효과가 있다. 환자가 견디기 힘든 동통을 호소할 때 의사는 환자에게 모르핀을 주사하면 환자의 동통은 곧 감소되거나 깨끗하게 소실된다. 이래도 치료자는 전혀 놀라지 않는다.

약리적 기능이 전혀 입증되지 않은 비활성물질도 동통을 호소하는 환자에게 투여하였을 때에 동통수준은 눈에 띄게 감소된다. 이때 치료자의 반응은 어떤가? 그는 이것을 기대의 결과로 보고 그

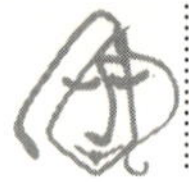

위력에 다시 한 번 놀라지 않을 수 없을 것이다.

샌프란시스코 소재 캘리포니아 대학교 Newton Gordon은 그의 동료교수와 공동으로 남녀 50명의 사랑니를 빼고 그에 수반되는 동통치료를 하기 위해 모르핀, 플라시보 및 낼럭슨을 투여하였다. 환자들은 마취처치 후 사랑니를 빼고 수시간 동안 회복실 침대에서 휴식하였다. 모든 환자에게 실험용 약을 복용시키고 동통의 정도를 측정하였다. 마취 두 시간 후 모든 환자들에게 모르핀, 낼럭슨 혹은 플라시보 가운데 어느 한 가지를 주사하였다.

한 시간 후 그들은 다른 주사를 맞았다. 실험이 끝날 때까지 환자나 연구자 어느 누구도 그가 어떤 주사를 맞았는지 전혀 알지 못한다. 환자 17명에게는 두 차례에 걸쳐 플라시보를 주사하고 23명의 환자에게는 곧이어 낼럭슨을 주사하고, 11명의 환자에게는 낼럭슨을 주사하고 곧이어 플라시보를 주사하였다.

처음에 플라시보주사를 맞은 환자를 플라시보반응 집단과 비반응집단으로 분류하였다. 플라시보주사 5분 전에 비해 플라시보주사 1시간 후 동통이 감소된 집단을 반응집단으로 정의하였다. 이 기준에 따르면 40%의 환자는 반응집단으로 구분가능하였다. 반응자가 2차 주사로 낼럭슨을 맞게 되면 현저히 높은 수준의 동통을 호소하였다. 이와는 달리 비반응자가 2차 주사로서 낼럭슨을 맞게 되면 동통수준에는 전혀 변화가 나타나지 않았다. 그들에게 낼럭슨주사 후 그에 따른 동통수준을 평가하면 그 수준은 반응자의 수준과 크게 다르지 않았다.

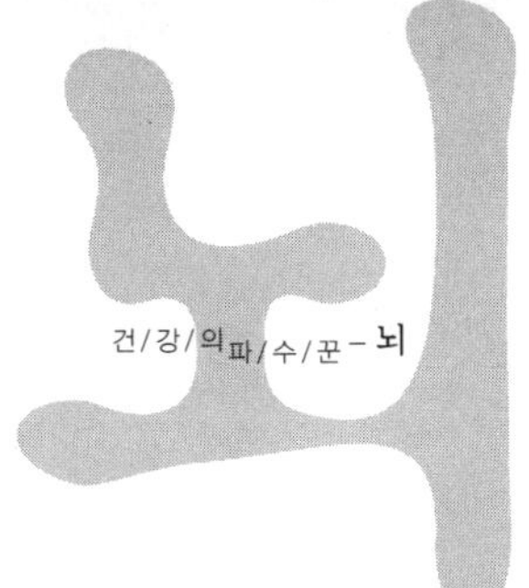

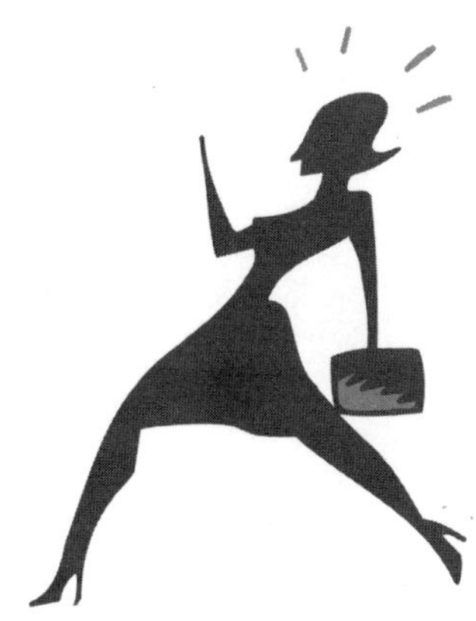

기대감은 외모도 변화시킨다

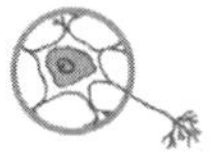

환자가 치료자로부터 어떤 암시를 받았느냐에 따라 그의 생리적 상태는 달라진다. 즉, 치료자로부터 긍정적 암시를 받으면 생리적 상태에도 긍정적 변화가 온다. 이와는 달리 부정적 암시를 받으면 생리적 상태에도 부정적 변화가 온다.

우리는 암시나 상징적 메시지의 바다에서 생활하고 있다고 보아도 크게 잘못이 없다. 왜냐하면, 암시나 상징적 메시지는 우리에게 신념으로 작용하며 더 나아가서 신체의 생리적 기능에까지 직접적인 영향을 주기 때문이다.

암시에는 최면과 같은 기능이 있다. 그러므로 우리에게 긍정적 기대감을 가지게 한다. 암시에 의해 자기 자신도 이해할 수 없는

신체적 변화가 수반된다. 이 또한 쉽게 믿어지지 않은 현상이다. 최면과 꿈은 의식적 상태도 아니고 일관성을 가진 상태도 아니다. 최면상태에서는 동통을 지각하지 못한다. 왜냐하면 개인의 동통식역이 높아졌기 때문이다. 그렇지만 불행하게도 그 기제는 잘 알려져 있지 않다.

최면상태에서는 정상상태에서는 불가능한 더욱 깊은 마음의 세계에 접근해 볼 수 있다. 스탠포드 대학교의 심리학교수 Ernest Hilgard는 동통경험의 본질을 파헤칠 목적으로 두 가지 실험을 했다. 그는 한 피험자에게 최면상태에서 전혀 동통을 느끼지 않을 것이라는 암시를 주고 동통자극을 주었다. 기대했는데도 그 피험자는 전혀 동통을 느끼지 못했다.

다른 피험자에게는 부분적인 동통을 느낄 것이라는 암시를 주었다. 최면하에서는 신체적 변화가 쉽게 오는데, 이는 정신적 변화에 의한 것이다 그러나 많은 사람들은 그와 같은 변화를 믿지 않는 경향이 있다. 이와 같은 주장은 1850년대 영국의 의과대학 교수들의 주장과 매우 유사하다.

영국의 의사 Esdaile은 괴저가 생겨 다리를 절단해야 될 환자에게 최면을 걸어 마취를 시켰다. 환자들은 수술전후에 전혀 동통을 느끼지 못했다고 보고하였다. 이와 같은 사실은 실험실에 한정된 것이 아니다. 오늘날에도 신체는 최면과 암시의 영향을 크게 받는 사실이 실험적 결과와 일화를 통해서 잘 입증되고 있다.

암시에 의해 사마귀가 치료된 사례도 있다. 이 사례는 12세 된

학생이다. 그는 8세 때부터 발에 보기 흉한 사마귀가 나기 시작했다. 환자는 4년 가까이 피부과 병원에서 사마귀치료를 받았다. 병원에서는 사마귀를 불로 지지기도 하고, 바늘로 찌르기도 하며, 빙결시키기도 하고, 그리고 사마귀를 x−선으로 촬영하기도 하였다. 그러나 치료효과는 전혀 없었다. 어떤 사마귀는 치료할 때만 소실되었다가 얼마 후 다시 되살아나기도 하였다.

이러는 가운데 그에게 이상한 일이 발생하였다. 그의 어머니가 그에게 신문 한 장을 건네주었다. 그는 사마귀가 암시에 의해 치유되었다는 머리기사를 목격하였다. 그는 그 기사에 관심을 갖게 되었다. 그 기사를 자세히 읽어보았다. 그 기사의 내용인즉 사마귀가 최면에 의해 깨끗하게 치료되었다는 것이었다.

그 기사를 읽은 환자는 자기도 한 번 시도해 볼 가치가 있다고 생각되었다. 불행하게도 그 기사에는 자세한 최면방법이 소개되어 있지 않았다. 그는 스스로 사마귀는 없어진다. 사마귀는 깨끗하게 없어진다고 하루에 열 번씩 반복하기로 결심하였다. 4주 후 손발에 보기 흉하게 났던 사마귀는 깨끗하게 없어졌다.

또 어떤 중학교 1학년 학생의 손과 발에 사마귀가 많이 생겨났다. 그는 사마귀치료를 위한 최면치료가 어떤 것인지를 전혀 알지 못하였다. 치료자는 최면상태에 있는 환자에게 사마귀는 1주 혹은 2주 후에 틀림없이 없어질 것이라는 암시를 주었다. 치료를 받은 후 사마귀는 점차적으로 없어지기 시작하였다. 3개월 후 왼손에 난 사마귀 세 개가 없어졌다. 우연의 일치인지는 몰라도 이와 같은

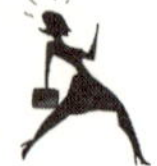

방법으로 사마귀를 치료하였다는 경험담은 자주 들을 수 있었다.

사마귀는 민간요법에 의해 효과적으로 치료되기도 한다. 감자를 얇게 잘라 사마귀를 세게 문지르면 사마귀의 색깔은 변한다. 그러는 가운데 사마귀는 점차적으로 없어진다. 이와 같은 치료방법의 효과는 전혀 기대할 수 없을 것 같으나 환자는 분명히 치료효과가 있다고 만족해 한다. 이와 같은 치료효과는 어떻게 설명될 수 있을까? 이것은 환자가 틀림없이 치료된다는 강한 신념이 있었기 때문이다.

취리히의 의사 Bruno Bloch는 세계적으로 널리 알려진 사마귀전문 치료자이다. 그의 치료실에 들어가면 사마귀치료에 사용되는 여러 가지 기구가 진열되어 있다. 이 기구에서는 반짝이는 불빛이 나오고, 심한 소음이 나오는 X–선촬영기가 부착되어 있다. 환자는 사마귀가 난 부위를 기구에 대고 이제 사마귀는 모두 없어졌다는 치료자의 지시만을 기다린다.

사마귀에 물감을 칠하는 치료방법도 있다. 치료자는 환자의 사마귀에 물감을 칠해 주고 없어질 때까지 물감을 씻지 말라고 지시한다. 그 결과 환자의 30%는 사마귀가 완전히 없어졌다. 이는 자발적 치유율보다 의미 있게 높은 치유효과이다.

사마귀가 없어졌으면 하는 소망이 클수록 사마귀는 보다 빨리 없어지기도 한다. A.H.C. Sinclair-Gieben과 D. Chalmers는 공동으로 몸에 사마귀가 심하게 난 환자 14명에게 최면을 걸고 오른쪽 부위의 사마귀는 곧 없어질 것이라는 암시를 주었다. 수주 후 9명의 환

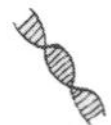

인간의 행동이 사고에 의해 지배된다는 사실은
바이오피드백, 요가 및 정신생리학의 지식에 의해
확실하게 입증되었다.

자에서는 오른쪽 부위의 사마귀가 깨끗하게 없어졌다. 왼쪽 부위
에는 사마귀가 많이 남아 있었으나 이쪽 부위의 사마귀도 6주 후
에 아무 치료없이 곧 손실되었다.

매사추세츠 종합병원에서 집단으로 사마귀치료를 받은 환자 17
명 가운데 최면치료를 받은 9명의 환자의 사마귀는 깨끗하게 없어
졌다. 그러나 최면치료를 받지 않은 환자의 사마귀는 그대로 남아

있었다.

사마귀는 일종의 양성종양으로 피부의 과다성장 결과이다. 그 원인은 여러 가지 감염에 의한 것으로 밝혀졌다. 사마귀의 바이러스종류는 매우 다양하다. 면역작용에 의해 사마귀는 미리 예방할 수 있다. 더 나아가서 면역기능을 활성화시킨다든가 또 혈류를 조정함으로써 사마귀는 효과적으로 치료될 수 있다.

위에서 소개한 사마귀치료 방법은 현대의학에서 사용되는 치료 방법, 예를 들면 불로 지지고, 칼로 잘라내는 방법보다 더 효과가 있다. 이 때문에 많은 전문가들이 놀라고 있다. 이렇게 사마귀가 치료되는 심리적 방법의 기제는 무엇인가? 사마귀는 없어진다는 신념을 가지게 되면 이 불확실한 메시지는 뇌에 전달된다. 이 메시지를 받은 뇌는 우선 화학적 전령이 바이러스에 의한 종양에 집중적으로 전달된다. 혹은 조그마한 소동맥이 선별적으로 압축되어 사마귀를 살생하고 건전한 피부를 보호한다.

사마귀는 기능성 심리적 호소가 아니다. 이는 일종의 기질적 종양이지만 신념과 밀접한 관계가 있다. 사마귀는 단순히 신체적 조직의 일부가 아니라 정신적 기능의 영향을 예민하게 받는다. 암시에 의해 사마귀는 없어진다. 여자의 유방은 암시의 영향을 예민하게 받는다.

이와 같은 사실을 입증할 목적으로 Willard는 19세부터 54세까지의 여성 32명의 가슴상태를 자세히 측정하고 12주간 치료하였다. 치료에 앞서 치료자는 환자에게 다음과 같은 지시가 담긴 녹음 테이프를 틀어 주었다. 깊은 긴장을 이완시켜라. 가슴에 따끈한 물이 흐르고 있다는 것을 상상하라. 열전등을 쏘이고 있다는 것을 생각하라. 가슴이 진동하고 있다고 생각하라.

12주간의 치료가 끝난 뒤 85%의 여자들은 자신의 유방이 팽창되었다고 보고하였고, 46%의 여자는 크기가 더 큰 브래지어가 필요하게 되었다고 보고하였다. 여자들의 1/3은 가슴원주가 1/3인치, 수평으로는 1인치, 그리고 수직으로는 2/3인치가 증가하였다. 가슴둘레는 월경주기와는 전혀 무관하였다. 이와 같은 결과는 이전에 발표된 자료와 매우 유사하였다.

암시를 받으면 왜 유방이 확장되는가? 그 기제는 아직 밝혀진 것이 없다. 가슴부위의 혈관확장에 의해 가슴부위의 조직이 팽창한 결과로 보기도 한다. 이와같은 조직성장에 직접적인 영향을 준 것도 뇌의 활동이다. 우리의 피부는 암시에 대해 예민하게 반응한다. 독소가 있는 담쟁이 넝쿨에 피부가 닿으면 가렵고 물집이 생긴다. 피부의 부스럼은 알레르기반응일 수도 있다는 암시를 받으면 곧 나타난다. 이는 면역계통에 의해서 매개되기도 한다. 그러면 피부의 부스럼을 임의대로 일으킬 수도 있고 제지시킬 수도 있을까.

이와 같은 물음에 답을 주기 위한 연구가 일본에서 수행됐다. 연구자는 13명의 고교생을 대상으로 일련의 실험을 수행하였다. 그들에게는 특정한 식물이나 알레르기원에 노출되면 피부에 심한 부스럼이 난다는 암시를 주었다. 연구자는 5명의 피험자에게는 최면을 걸고 충분히 긴장을 이완하도록 지시하였다. 다른 8명의 피

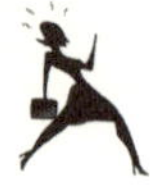

험자에게는 최면을 걸지 않은 상태에서 눈을 감고 담쟁이넝쿨을 살에 대겠다는 강한 암시를 주었다. 사실 그 잎은 전혀 무해한 잎사귀였다. 그리고 나서 실험자는 실험절차를 바꾸었다. 피험자에게 무해한 잎사귀를 피부에 갖다 댔다고 말해주었다. 그러나 사실 그 잎사귀는 유해한 담쟁이넝쿨이었다.

이 상황에서 13명의 피험자 가운데 11명은 독소가 있는 유해한 잎사귀에 대해서도 전혀 아무런 알레르기반응을 보이지 않았다. 이와 같이 우리가 어떻게 생각하느냐, 또 어떻게 믿느냐에 따라 알레르기반응은 크게 영향을 받는다.

신체적 상태는 정신적 상태의 영향을 크게 받는다는 사실은 여러 실험에 의해서 입증되었다. 단순한 암시에 의해서 피부는 붉어지기도 하고, 부어 오르기도 하며, 물집이 생기기도 한다. 또 화상에서 오는 열증도 암시에 의해서 감소시킬 수 있다. 치과병원에서 발치 후에 흘리는 피도 암시에 의해 멈추게 할 수도 있다.

인간의 행동이 사고에 의해 지배된다는 사실은 바이오피드백, 요가 및 정신생리학의 지식에 의해 확실하게 입증되었다. 그러나 이와 같은 정신적 기능으로 신체적 기능을 통제하고 조정하는 것이 무한가능한 것은 물론 아니다.

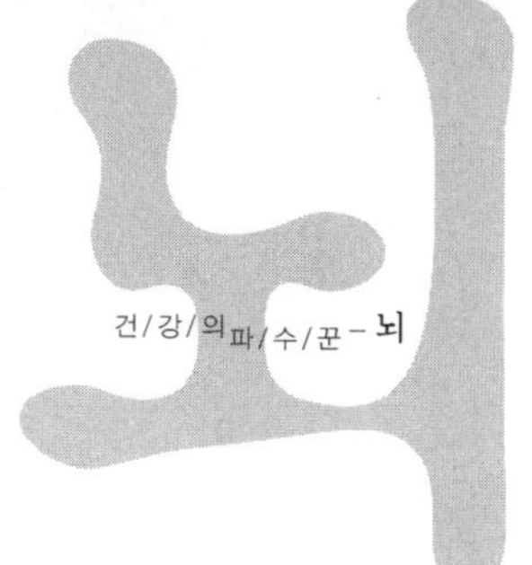

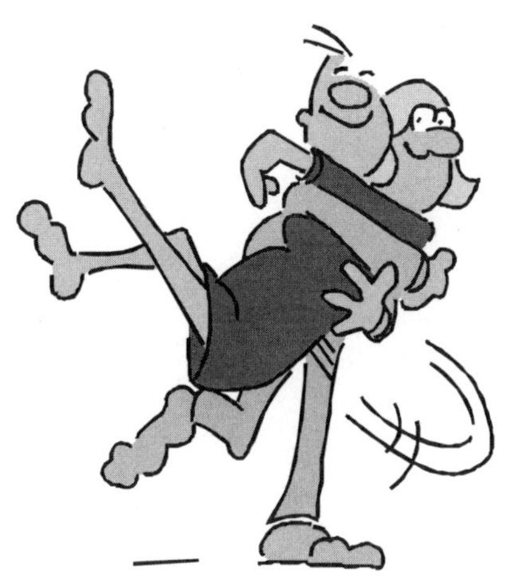

사람은 사람과 어울려야만 산다

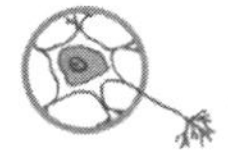

어느 회사의 중역은 결혼 37주년 되던 해에 부인이 유방암으로 세상을 떠났다. 그는 생후 처음으로 외롭다는 것을 느꼈다. 그는 부인이 세상을 떠난 3개월 후 심장마비를 일으켰다.

26세의 천식환자가 남편과 헤어진 후 외판원으로 취직하였다. 그 이혼녀는 2개월 사이에 두 번이나 심장발작을 일으켜 병원에 간 적이 있다.

10년 이상 샌프란시스코에서 거주하고 있는 55세 된 일본인 전자기술자는 어느날 가슴의 동통을 호소하며 병원에 갔다. 그는 의사로부터 관상성심장병이라는 진단을 받았다.

어느 젊은 여성은 아버지가 세상을 떠난 후 임신하면 유산하는

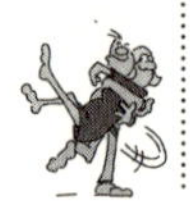

어려움을 겪었다.

위에 소개된 사례에서는 손상된 가족관계나 친구관계가 심각한 건강문제로 이어지게 되었다는 공통점을 발견할 수 있다. 우리는 배우자를 잃은 사람이나 생활터전을 옮긴 사람 가운데 건강문제로 고통받는 사람을 많이 본다. 이것은 사회적 유대관계의 손상이나 악화에 의한 질병취약성이 높아졌기 때문이다.

사회적 유대관계가 손상되거나 그것이 약화되면 질병취약성은 현저히 높아진다. 그러므로 독신자, 별거자 및 이혼자의 질병취약성은 정상적 결혼생활자에 비해 2~3배가 더 높고, 그들이 정신병원에 입원하는 빈도는 정상적 결혼생활자에 비해 5~10배나 더 높다. 약화되었거나 손상된 사회적 유대관계는 심장병, 암, 우울증, 결핵, 관절염, 임신장애 등을 유발하는 주요원인으로 작용한다.

건강상태는 개인의 생활과 밀접한 관계가 있다. 우리들이 겪는 질병은 그것이 감염에 의한 것이든 혹은 감염과는 무관한 것이든 그 기제가 그렇게 단순하지 않다. 개인의 질병은 그 생활에 많은 영향을 주기도 하고 생활로부터 영향을 받기도 한다. 심한 경우에는 대인관계가 완전히 손상될 수도 있다. 개인의 건강은 사회적 관계에 의해서도 큰 영향을 받는다.

개인의 질병취약성, 환자의 의사에 대한 태도, 환자의 건강회복 특성이 모두 사회적 요인의 영향을 크게 받는다. 사회적 유대관계의 악화는 곧 의사에 대한 공격성, 건강회복의 지연으로 이어진다.

1897년 프랑스의 사회학자 Emile Durkheim(1858~1917)은 그의 한

저서에서 자살에 대한 자신의 견해를 밝혔다. 즉, 자살은 순수한 개인적인 문제가 아니다. 그것은 사회적 영향을 떠나서는 생각할 수 없다. 자살의 빈도는 기혼자보다는 미혼자, 가톨릭교신자보다는 개신교신자, 민간인보다는 군인, 경제적 안정기보다는 흥성기에 현저히 높다.

그러면 왜 사람들이 자살을 하는가? 사람마다 자살동기가 다르다. 어떤 사람은 금전문제 때문에, 어떤 사람은 질병 때문에, 그리고 어떤 사람은 잘못된 대인관계 때문에 자살한다고 한다. 그러나 잘 살펴 보면 집단 간의 자살비율은 크게 다르지 않다. 즉, 가톨릭교신자, 개신교신자 및 미혼자의 자살비율은 거의 비슷하다.

Durkheim은 초기의 자살을 순수한 문화적 산물이라고만 생각했다. 특히 자살에 대한 집단의 태도가 크게 작용하는 것이라고 생각하였다. 자살 그 자체를 부정적으로 보는 가톨릭교신자들 가운데 자살자가 더 많은 이유는 사회적 조직의 안정성과 응집성이 결여되어 있기 때문이라고 지적하였다.

이와 같은 주장의 타당성은 사회적 집단과 밀접한 관계를 가지는 사람, 강한 사회적 결속력이 있는 사회구성원일수록 자살성향은 매우 낮다는 사실이 잘 입증해주고 있다. Durkheim의 자살에 대한 고전적 연구는 질병을 유발하는 사회적 요인 특히 사회적 유대관계, 사회적 분열 및 사회적 조직상실에 대한 연구를 촉진시키는데 크게 기여하였다.

1972년 사회학자 Bock는 Weber와 공동으로 과부들의 자살연구

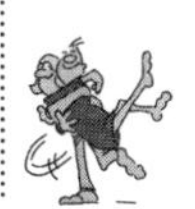

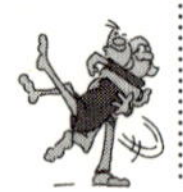

에서 흥미있는 사실을 발견할 수 있었다. 즉, 주변에 친척이 있거나 한두 조직에 속한 과부는 아무런 친척이 없고 어느 조직에도 속하지 않은 과부에 비해 자살률이 현저하게 낮았다.

그들은 또 북 캐롤라이나 100여 개 카운티 주민의 건강상태 연구에서 사회적 조직을 상실한 흑인남성의 혈압은 현저히 높아 뇌졸중에 의한 사망자가 많다는 사실도 발견되었다. 여기서 말하는 사회적 조직상실은 가족의 안정성결여, 사생아, 아버지 혹은 어머니 사망, 별거 및 이혼 등을 의미한다. 경제적 특성을 통제한 연구에서도 사회적 불안정성은 질병을 유발하는 주요 요인으로 작용한다는 사실이 발견되었다.

개인의 갑작스런 사회환경 변화, 예를 들면 이웃을 새로 사귄다든가 새 직장을 갖는다는 것은 신체적 장애와 정신적 장애를 유발하는 주요원인으로 작용할 가능성이 높다. 점진적 경제수준 변화는 건강을 증진시키고 그것은 곧 장수의 기초가 되나 갑작스런 경제수준의 변화는 질병을 유발하는 원인으로 작용한다.

실직과 사회적 지위의 상실은 사망률 증가의 주요 원인이 된다. 실직자의 4%는 자살, 5.7%는 살인, 그리고 2%는 심장혈관이나 간질환으로 사망하는 경향이 있다. 이와 같은 비극은 경제적 불황이 그 원인이 될 수도 있다. 개인의 경제적 손실은 단순히 개인의 생활변화를 가져올 뿐만 아니라 개인의 건강을 해치는 결과를 가져온다.

예기치 않았던 경제적 호황이나 공황은 사망률의 상승으로 이어

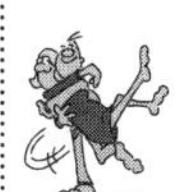

진다. 장기간의 실직 끝에 새 일자리를 얻게 되거나 경제적 상태가 호전되면 심한 스트레스를 받는 사람도 있다. 사회적 요인에는 개인의 질병을 유발하는 부정적 측면이 있는가 하면 개인을 보호하는 긍정적 측면도 있다. Lisa Berkman은 S. Leonard Syme과 공동으로 바람직한 사회적 관계가 질병의 저항력을 증대시킨다는 사실을 입증하기 위한 실험을 했다.

그는 캘리포니아 주 앨라메다 카운티 주민 7,000명을 9년 이상 지속적으로 추적·관찰하였다. 이 과정에서는 흡연, 신체적 운동, 섭식 및 질병사가 중점으로 점검되었다. 이 연구에서는 대인관계의 특성이 건강에 미치는 영향에 보다 큰 비중을 두었다. 이를 위해 개인의 결혼여부, 가깝게 지내고 있는 친구의 수, 대인접촉 빈도, 교회나 지역사회 활동상황도 자세히 조사하였다.

이 연구에서 과부, 이혼자, 친구나 친척과의 접촉이 많지 않은 사람 및 지역사회의 활동에 참여하는 빈도가 낮은 사람의 사망률은 사회적 유대관계가 좋은 사람의 사망률보다 2~5배가 더 높다는 사실이 밝혀졌다. 이와 같은 특징은 남녀노소, 빈부 및 인종차와 전혀 관계가 없다는 사실도 아울러 입증되었다.

그러면 이와 같은 사실은 어떻게 설명할 수 있을까? 이 연구에 참여한 사람은 대부분이 환자이다. 그러므로 사회적 유대관계가 약화되어 있고 지역사회 활동참여가 크게 저하되었다는 사실을 한 원인으로 생각할 수 있다. 만일 이것이 사실이라면 사회적으로 고립된 집단의 사망률은 높을 수밖에 없는 것으로 생각할 수 있다.

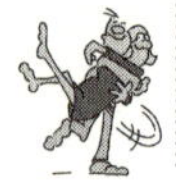

사회적 유대관계가 좋을수록 건강상태가 좋다. 왜냐하면, 사회적 유대관계가 좋을수록 흡연친구가 줄어든다. 그들은 운동을 좋아하고 체중이 가벼워지며 정기적으로 건강점검을 받는 습관이 생긴다. 사회적 적응상태가 나쁠수록 건강상태도 악화된다.

사회적으로 불안정하고 주위사람들과 잘 어울리지 못한 사람일수록 심장병, 암, 감염 및 돌발적 사고에 의한 사망가능성이 높다. 이와 같은 사실을 보면 사회적 고립과 사회적 부적응에 의해 질병감염 가능성이 높아진다는 사실을 알 수 있다. 이 과정에서 어떤 특정질병에 감염되는가는 선천적 요인, 발암요인, 운동부족, 스트레스 등에 의해서 결정된다. 이와 같은 사실을 보면 우리의 건강증진을 위해서는 예방에 보다 큰 비중을 둘 필요가 있다는 사실을 알 수 있다.

우리에게는 특정질병에 대한 집중적 연구가 중요하다. 이에 못지 않게 사회적 지지의 감정이 질병저항 기능을 강화시킨다는 점, 그리고 모든 질병에는 정신생리학적 기제가 있다는 점에 관심을 가질 필요가 있다. 질병은 사회적 지지의 감정에 의해 극복할 수 있다. 일반적으로 대인관계가 원만하고 좋은 유대관계를 가진 사람일수록 더욱 건강하고 장수한다. 자신은 많은 사람의 사랑을 받으며, 대인관계가 좋다고 생각하는 사람 가운데에도 건강을 잃고 단명한 사람이 있는가 하면 대인관계가 바람직하지 못한 사람 가운데에서도 건강하고 장수하는 사람도 많다.

좋은 사회적 유대관계는 좋은 건강의 기반이 된다는 사실이 일본과 미국사람을 비교한 연구에서도 확실하게 입증되었다. 이 두 나라에는 고도로 산업화되고, 도시화되며, 그리고 오염되었다는 공통점이 있다. 그럼에도 불구하고 일본은 세계에서 심장병발병률이 가장 낮은 나라로 미국의 심장병발병률의 1/5에 불과하다.

이와 같은 특성은 일본에 거주하는 일본사람에서만 찾아볼 수 있다. 단지 하와이나 캘리포니아에 이주한 일본사람에게는 적용되지 않는다. 이와 같이 동일민족에게서 나타난 발병률의 차이는 어떻게 설명될 수 있을까? 일본에서 하와이와 캘리포니아에 이주한 사람들의 식생활이나 문화적 환경으로는 그 차이를 설명하지 못한다. 캘리포니아에 이주하여 서양음식을 먹으며 그 문화생활에 적응한 일본사람으로 심장병에 의해 사망한 사람은 다른 병으로 사망한 수와 거의 비슷하다.

하와이에 이주한 일본사람으로 심장병을 일으켜 사망한 사람은 일본에서 심장병으로 사망한 사람과 캘리포니아에서 심장병으로 사망한 사람의 중간에 속한다. 이것은 곧 일본으로부터 이주한 거리가 멀면 멀수록 질병발병률도 높다는 것을 암시하고 있다. 그러면 미국, 적어도 캘리포니아에 이주한 사람들에게 문제되는 것이 무엇인가? 역학자 Michael Marmot은 S. Leonard Syme과 공동으로 캘리포니아에 이주한 일본인 가운데 심장병발병이 유달리 낮은 집단이 있다는 사실을 발견하였다.

이들의 심장병발병률은 일본에 거주하고 있는 사람에게서 발병된 심장병발병률과 매우 유사하다. 여기서 우리는 심장병발병률의

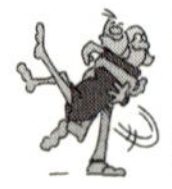

차이를 음식물에 의한 것으로 생각해도 되는가? 아니다. 이들도 치즈버거, 밀크셰이크, 프라이와 같은 고지방 서양음식을 섭취한다. 일본에 거주하는 사람들은 전통적 음식을 섭취하는 데 이는 분명 고지방 음식이다. 어묵과 생선에는 많은 지방이 함유되어 있다. 이것은 또 혈청콜레스테롤이 높은 서양음식도 섭취하며 담배도 피우므로 그들의 혈압은 높을 수밖에 없다.

이들은 이주민이면서도 전통적 일본사회와 강한 유대를 간직하고 있다. 이들 집단의 심장병에 의한 사망률은 매우 낮다. 이는 서양문화에 도취된 집단의 심장병에 의한 사망률의 1/5에 지나지 않는다.

지금까지 발표된 서로 다른 환경에서 거주하는 일본사람의 심장병에 의한 사망률의 차이는 섭취하는 음식물, 흡연 혹은 혈압의 차에 의한 것만으로 설명될 수 없다.

Marmot와 Syme이 공동으로 발견한 사실에서 중요한 것은 발병률이 매우 낮은 집단은 전통적 일본문화 환경에서 거주하고 있다는 점이다. 이 집단에 속하는 어린아이들은 일본사람들이 모여 사는 마을에서 거주하며 일본어학원에 다닌다. 성인이 되면 그들의 친구는 대부분이 일본사람들이고, 병이 나면 그들은 일본의사를 찾아가서 치료를 받고 일본문화 행사에 참여하고 일본인들의 모임에 열심히 참여한다.

일본사람으로서 일본 지역사회와 강한 유대관계를 가진 사람의 건강상태는 어떠한가? 강한 사회적 유대관계를 가진 일본사람은

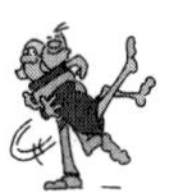

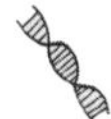

외부세계의 사람과 접촉하고 싶은 타고난 욕심에는
건강을 촉진시키는 기능이 있다.
이와 같은 기능은 인간진화 과정과도 깊은 관계가 있다.

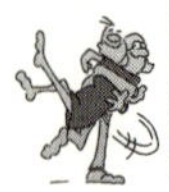

사회적 조직상실 같은 것도 효과적으로 방어하고 극복해 낼 수 있다. 강력한 신념체계와 같이 다른 사람에 대한 강한 유대감은 자기 자신에 대한 신념도 안정시킬 수 있다.

전통생활 스타일을 고수하는 사람은 새로운 도전에 직면해도 비교적 잘 이겨낼 수 있다. 또 그들은 올바른 세계관을 가지고 친구를 돕고 지지함으로써 공황상황을 효과적으로 극복해나갈 수 있다. 일본사람의 심장병에 의한 사망률이 미국사람의 심장병에 의한 사망률보다 낮은 것은 일본사회가 사회적 안정성을 강조하고 강한 사회적 유대관계를 강조하기 때문이다.

일본사람은 사업에 실패했을 때 독자적으로 재생을 시도하며 평생친구를 가지려고 한다. 지금은 다소 사정이 달라지기는 했지만 그들은 평생을 같은 직장에서 같은 친구와 일 하기를 원한다. 그러나 최근에는 이러한 일본의 전통도 큰 시련에 직면하고 있다는 것이 전문가들의 주장이다.

일본에 가면 규모가 큰 회사 내에는 양로원과 건강센터가 있고 음식물을 살 수 있는 매점과 사교장이 있는 것을 쉽게 발견할 수 있다. 도요다 사람들은 미쓰비시 사람들과 경쟁하는 법이 없다. 회사가 곧 부족이라는 생각을 가지고 있기 때문이다. 안정된 직장을 갖는 것을 가장 기본적인 것이라고 생각한다.

이와 같은 일본사람들의 의식은 다른 민족들이 갖는 것보다 훨씬 더 강하다. 이런 특수한 의식은 일본사람들에게서만 볼 수 있는 현상이 아니다. 미국에 이주해온 아일랜드사람들의 사회에서도 이와 같은 현상을 쉽게 발견할 수 있다. 그러나 일본사람들의 수준에는 크게 미치지 못한다. 아일랜드국민의 심장병발병률은 미국에 이주한 아일랜드사람들의 심장병발병률보다 훨씬 낮다.

사회적 지지의 감정에는 개인에게 안정감을 주고 개인을 보호해 주는 기능이 있다. 개인이 예기치 않게 직장에서 해고를 당해 실직자가 되었을 때와 직장이 폐쇄되어 실직자가 되었을 때 건강에 미치는 영향은 크게 다르다. 전자의 경우는 건강이 크게 손상되나 후자인 경우의 건강상태는 전혀 영향을 받지 않을 수도 있다. 이와 같은 사실을 입증하는 자료를 예로 들어 보자.

미시건 주에 있는 두 곳의 자동차회사가 문을 닫게 되었다. 이에 따라 수백 명의 근로자들이 회사를 떠나면서 실직자가 되었다. Susan Gore는 사회적 지지의 감정을 가지면 큰 도움을 받을 수 있을 것이라는 가정하에 110명의 해고자를 대상으로 한 조사를 실시했다. 그 결과에서 몇 가지 중요한 사실을 발견하였다. 즉, 해고자가 배우자, 친구 혹은 친척으로부터 사회적 지지를 받고 있다는 감정을 가지거나 사회적 활동범위가 넓은 사람은 정신적 · 신체적으로 크게 문제가 되지 않았다. 콜레스테롤수준은 극히 정상이었다. 뿐만 아니라 스트레스사태를 더욱 효과적으로 극복할 수 있었다.

풍부한 사회적 지지의 감정은 임신과 같은 생활변화를 효율적으로 극복하는 데에도 큰 도움이 된다. 이와 같은 사실을 입증하기 위해 K. B. Nuckolls은 170명의 임산부로 하여금 자신은 친척이나 가족으로부터 어느 정도의 사회적 지지를 받고 있는지 그 정도를

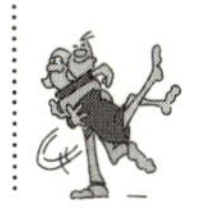

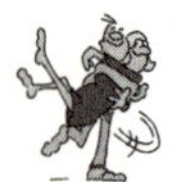 평가하게 되었다.

이 조사에서 심한 스트레스를 받고 있거나 사회적 지지를 받지 못하고 있다는 생각을 하는 임산부는 높은 사회적 지지를 받고 있다고 생각하는 임산부에 비해 3배나 더 많은 유산이나 사산을 경험하고 있다는 사실이 밝혀졌다. 가족으로부터 더욱 더 나은 사회적 지지를 받고 있다고 생각하는 사람은 직면한 스트레스를 효율적으로 완화시킬 수 있다. 특히 남편과 보다 친밀한 관계를 가지고 있다고 생각하는 감정은 우울증을 보다 효과적으로 극복하는 데 큰 도움이 된다.

사회적 지지의 감정에는 여러 가지 형태가 있다. 즉, 친구나 가족과 밀접한 관계를 맺고 있다고 생각하는 감정, 지역사회와 밀접한 관계를 맺고 있다고 생각하는 감정, 종교나 지역사회 조직의 구성원이 된다고 생각하는 감정, 상사, 종업원, 공동작업자와의 밀접한 관계를 맺고 있다고 생각하는 감정 등으로 이는 우리에게 큰 도움을 준다.

우리는 스스로 남에게 동정을 베풀고, 남을 믿으며, 비밀을 털어놓고 이야기 하고, 남에게 도움을 주며, 남의 사랑을 받고 있다고 생각한다. 이것이 곧 정서적 지지의 감정이다. 친구를 통해 취업에 대한 정보를 얻는 것은 물론 금전이나 물건을 얻는 것도 사회적 지지의 감정을 굳히는 데 큰 도움이 된다.

사회적 지지의 감정은 매우 복잡하고 이에 대한 연구의 역사는 매우 짧다. 그러므로 어떤 사태에서 어떤 사회적 지지의 감정이 도움이 되는지 확실하게 밝히지 못하고 있다. 동맥경화증환자에 대한 연구에서 Teresa Seeman은 병의 심한 정도는 사회적 지지의 질에 따라 달라진다는 사실을 발견했다. 즉, 친구로부터 도움을 받을수 있거나 친구가 많다고 생각하는 감정은 병세를 호전시키지 못하나 자신이 친구에게 도움을 줄 수 있고, 금전적 도움을 줄 수 있다고 느끼는 감정상태는 병세를 호전시킨다.

이제 우리는 사회적 지지의 감정이 건강에 어떤 긍정적 영향을 주는지, 그것이 면역계통과는 어떻게 의사소통을 하는지, 또 남에게 도움을 주고 또 남의 도움을 받는 것이 우리 건강에는 어떤 영향을 주는지에 관심을 돌릴 필요가 있다. 무엇보다 중요한 것은 우리 자신보다 큰 집단이나 대상에 관심을 갖는 것이다.

우리 자신이 아닌 다른 대상에 관심을 돌린다고 할 때 그 대상은 매우 다양하다. 이는 애완동물이 될 수도 있고, 식물이 될 수도 있다. 사람과 애완동물과의 관계를 생각해 보자. 아직 우리는 애완동물에 대해 부정적 감정을 가지고 있는 것이 사실이다. 애완동물은 사람을 깨물고, 할키며, 괴롭힌다는 부정적 생각만 가지고 있다. 앵무새가 광견병이나 백선을 감염시킨다고 생각하는 사람도 있다. 그럼에도 불구하고 애완동물을 기르는 사람이 많이 있다.

그런데 애완동물을 사육하는 것이 심장병치료에 도움이 된다. 심장발작을 일으킨 1년 후 애완동물사육자와 비사육자의 심장병에 의한 사망률을 조사한 결과 애완동물을 사육하는 사람의 심장병에 의한 사망률은 애완동물을 사육하지 않은 사람의 심장병에

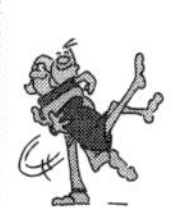

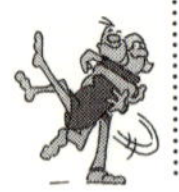

의한 사망률의 1/5에 불과하였다. 애완동물의 종류는 크게 문제가 되지 않는다. 이와 같은 사실을 과연 어떻게 설명할 수 있을까?

애완동물을 사육함으로써 책임감이 생기고 그 애완동물을 사육하기 위해 보다 더 오래 살아야 되겠다는 의욕이 생긴다. 또 애완동물을 사육하는 사람에게는 애완동물을 보호해야 되겠다는 성격 특성이 있다는 주장도 있다.

애완동물에 대한 책임감과 애착심을 가짐으로써 우리는 더욱 더 넓은 사회와 접촉해 볼 수 있는 기회를 갖는다. 외부세계의 사람과 접촉하고 싶은 타고난 욕심에는 건강을 촉진시키는 기능이 있다. 이와 같은 기능은 인간진화 과정과도 깊은 관계가 있다.

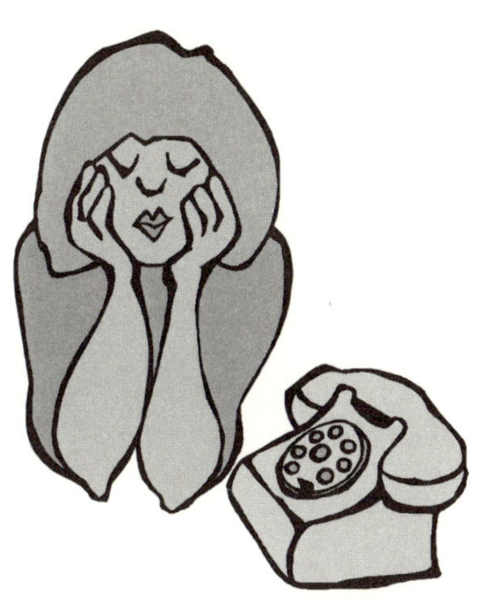

슬픔과 외로움은 면역기능도 해친다

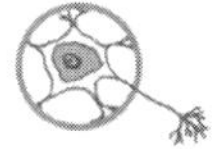

갑작스럽게 배우자와 사별하거나 부모가 세상을 떠나게 되면 심한 쇼크를 받게 된다. 이에 따른 정신적 고통은 피할 수 없다. 이 과정에는 슬픔이 따르고 이 슬픔에는 생리적 증후가 수반된다. 배우자와의 사별 후에는 여러 가지 증후가 나타난다. 감염, 암, 관절염의 증후 등 건강악화를 호소하는 사람이 급증하게 되는데, 이는 신체기능을 방어하는 면역기능이 쇠퇴한 결과이다.

1970년대에 면역학자와 심리학자의 공동연구에서 심리적 스트레스가 개체의 면역기능을 해친다는 사실이 밝혀졌다. 1975년 호주의 R. W. Barthrop은 그의 동료들과 공동으로 배우자의 사망이 면역기능에 부정적 영향을 준다는 사실을 입증하기 위한 실험을

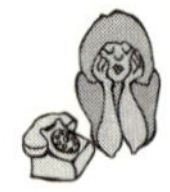

하였다.

이 연구에서는 신체적으로 치명적 손상을 입었거나, 심장발작을 경험하였거나, 혹은 환자를 간호한 경험이 있는 26명을 피험자로 선정하였다. 연구자는 우선 배우자와 사별한 사람을 상담하는 반면 그들의 면역기능을 여러 가지 방법으로 검사하였다. 배우자와 사별한 사람의 혈액을 채취·검사하고 그 결과를 통제집단의 것과 비교하였다.

그 결과에서 배우자와 사별한 사람의 면역기능은 크게 약화되었고, T-세포의 활동이 크게 감소되었다는 사실을 발견하였다. 이 세포에는 일종의 백혈세포로서 외부에 침입해 오는 이물질을 침공하는 기능이 있다. 이는 스트레스를 받는 생활이 장기간 지속되면 면역기능이 떨어진다는 사실을 입증한 최초의 연구결과이다. 다른 한편 이 연구는 배우자와의 사별은 질병을 유발하고 그에 의한 사망자가 크게 증가한다는 사실을 이해하는 데 크게 도움을 주었다.

이를 계기로 동일한 문제를 다룬 수많은 연구가 수행되었다. 뉴욕시에 있는 마운트 시나이 의과대학에서는 이전에 발표된 연구결과의 타당성을 확인하기 위한 일련의 연구가 시작되었다. 그들은 유방암이 상당히 진행된 여성과 그녀의 남편을 피험자로 선택하였다. 남편의 림프구기능은 부인이 사망한 2개월 후부터 지속적으로 악화되다가 4~14개월 후 완전히 회복되었다.

이와 같은 사실을 과연 어떻게 설명할 수 있을까? 그것은 부인의

사망에 대한 쓰라린 경험이 점진적으로 잊혀져간 결과로 해석이
가능하다. 그러면 배우자사망에 따른 슬픔이 어떻게 면역기능을
악화시키는가? 배우자와 사별한 사람의 특이한 행동 때문인가, 부
적절한 영양섭취, 부족한 운동, 그리고 부적절한 사회적 활동 때문
인가.

적절한 영양을 섭취하고 충분한 운동을 하는 사람의 경우에도
면역기능이 손상되는 경우가 많이 있다. 정서적 변화가 면역기능
을 손상시키는 것은 이렇게도 생각할 수 있다. 즉, 배우자와 사별
하고 슬픈 감정이 지속되면 내분비선과 자율신경계통의 활동에
변화가 오는데, 이것이 곧 림프구의 활동을 저하시킨다.

현대감각을 가진 의사들도 수용하는 일이지만 정신적으로 불안
정하고 혼돈상태에 빠지게 되면 여러 가지 병에 걸리기 쉽다. 스트
레스를 받은 후에 여러 가지 질병을 앓게 되는 기제도 이와 같이
생각할 수 있다.

면역기능은 질병통제에 있어서 중추적 기능을 한다. 과부나 홀
아비의 사망률이 높은 것도 그들의 면역기능의 활동저하 때문이
다. 이는 또한 면역체계 내에의 방어기능의 약화결과라는 사실이
충분히 입증해 주고 있다. 스트레스를 피하지 못하거나 실의에 빠
지면 면역기능이 저하되고 이는 질병을 유발하는 주요원인이 된
다. 면역기능은 암시, 최면, 조건화와 같은 여러 가지 심리적 방법
으로 강화시킬 수 있다.

사회생활에서 오는 여러 가지 실망도 면역기능을 크게 손상시킨

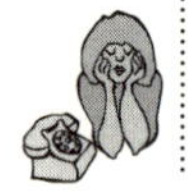

다는 점에서는 전문가들 사이에 의견이 일치된다. 그들의 관계는 그렇게 간단하지만은 않다. 근래에 와서 웃음, 정동 및 분노와 같은 심리적 기능이 면역체계에 주는 긍정적 영향이 과학적으로 입증되었다.

한때 면역기능은 중추신경 계통의 기능과 밀접한 관계가 있을 것이라는 점을 가정한 연구가 많았다. 불행하게도 두 변인간에는 의미있는 관계가 없다는 결과가 나왔다. 이들의 결과를 수용하기에 앞서 이들의 결과는 서로 다른 영역에서 서로 다른 방법으로 연구되었다는 점에 일단 주의할 필요가 있다.

면역기능과 뇌는 개인의 안정을 위해 또 새로운 사태에 보다 잘 적응하기 위해, 그리고 새로운 도전을 보다 효과적으로 극복하기 위해 공동으로 노력한다는 점은 적극적으로 수용해야 한다. 흉선, 비장 및 골수와 같은 면역기관은 신경말단에 위치하고 있다. 면역계통의 세포는 신경호르몬, 신경전달 물질, 신경탭티드의 수용기를 포함하고 있다.

뇌가 손상되면 면역기능도 손상된다. 그렇지만 여기서 그들의 해부학적 구조를 자세히 알 필요는 없다. 왜냐하면, 지금 우리에게는 신경계통이 면역기능과 전혀 무관하다는 주장을 뒤집어 엎을 수 있는 충분한 자료가 있기 때문이다.

정신과 신체는 분리될 수 없다. 만일 신체와 정신이 하나가 되지 않으면 개체는 원만한 기능을 수행해 나갈 수 없다. 면역기능에는 그 자체가 결심하고 결정할 수 있는 기능이 있다. 이것도 뇌에 의해서 조정되는 한 부분이다. 단 다른 감각기관의 입장에서 보면 그 것은 일종의 뇌로부터 오는 정보를 받으며 뇌와 자유로운 대화가 가능하다. 면역기관에는 일종의 기억기능도 있고 학습기능도 있 다. 또 그것은 수없이 많은 조합을 통해 세포를 즉흥적으로 만들어 낼 수도 있다.

앞에서 소개한 면역기능에는 여러 가지 기능이 있다. 그럼에도 우리는 그것을 잘 알지 못하고 있다. 왜 그럴까? 우리들은 면역기 능의 기제를 매우 단순하게 생각해 왔기 때문이다. 즉, 면역기능은 그 자체에 의해서 기능이 수행되는 일종의 자동화과정으로 뇌와 는 전혀 무관한 것으로 생각하여 왔다.

또 다른 이유는 다른 측면에서 생각할 수 있다. 즉 이에 대한 연 구는 미국보다는 러시아에서 더욱 활발하게 수행되었고 그들이 더 많은 연구결과를 발표했다. 미국의 학자들은 그들의 연구에 비 판을 가할 수 있는 입장이 되지 못했다.

이미 1924년 Pavlov의 실험실에서는 모르모트가 특정한 항체에 대해 조건반사를 일으킨다는 사실을 발견하였다. 50년 후에야 미 국에서도 비로소 그와 똑같은 사실이 발견되었다. 로체스터 대학 교의 Rovert Ader가 조건화 혐오반응 실험결과를 발표한 것을 계기 로 미국에서 정신신경면역학이 탄생한 것이다.

이 실험에서는 쥐에게 사카린향이 나는 물과 구토증과 불쾌감을 일으키는 사이클로포즈파미드와 짝을 지어 제시하였다. 쥐는 사카 린향이 나는 물을 회피하는 행동이 조건화되었다.

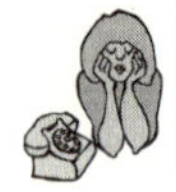

처음에 쥐에게 향이 나는 물을 주고 마시게 한 다음 구토증을 일으키는 약을 주사하였다. 쥐는 한 번 시행을 거친 후 곧 단맛 나는 물과 구토를 일으키는 물을 연합시킬 수 있었다. 그 후로는 단맛 나는 물에 의해서도 구토를 일으켰다. 또 쥐는 단맛 나는 물을 먹고 사망하는 경우까지도 생겼다.

Robert Ader는 사이클로포즈파미드의 효과에 관심을 가지게 되었다. 이 약은 구토감을 일으키고 면역기능을 억제하기 때문에 쉽게 질병을 유발한다. 그는 이같은 특성을 입증할 수 있는 연구에서 쥐는 조건화 구토를 일으킬 뿐만 아니라 쉽게 병을 유발한다는 사실을 발견하였다.

쥐는 단맛이 나는 물을 맛보면서 자신의 면역기능을 억제하는 것을 학습하게 된다. Robert Ader는 여러 차례에 걸친 반복실험을 통해 조건화된 쥐는 여러 가지 질병에 쉽게 걸리는 경향이 있고 면역기능을 억제한다는 사실을 재확인할 수 있었다.

Robert Ader의 연구는 엔도르핀의 발견과 함께 1970년대의 신경과학 분야에 있어서 새로운 의미있는 발견으로 꼽힌다. 그의 연구가 『*Sciecne*』에 발표되면서 활발한 논쟁이 전개되었다. 『*The Behavioral and Brain Sciecne*』에서는 그의 연구를 긍정적으로 평가하였다. 1970년대의 연구는 여러 방향으로 발전되었다. 무엇보다도 여러 가지 서로 다른 면역기능은 독자적으로 조건화된다는 것을 특기하지 않을 수 없다.

면역기능이란 어떤 것이고, 그것은 어디에 존재하며, 그것은 어떻게 정신적 기능의 영향을 받는가? 면역기능은 신경계통이나 심장혈관계통과 같이 우리 눈으로 관찰할 수 있는 기관이 아니다. 이는 여러 개의 세포나 미분자로 구성되어 있으며 우리 신체에 널리 분포되어 있다.

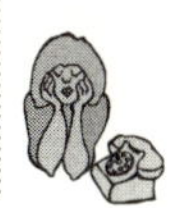

면역기능은 중추신경계통이나 심장혈관계통과는 다르다. 면역기능은 신경계통과 매우 유사하다. 즉, 이들은 모두 외부에서 들어오는 정보를 수용하며 신체기능을 제어하며, 이들은 매우 다양한 자극에 대해 반응한다. 이들은 신호를 받기도 하고 그것을 다른 기관에 전달하기도 하는데, 그것은 흥분시키는 것이 아니면 제지시키는 기능을 한다. 이들은 흔히 액체성 신경계통이라고 부르기도 한다.

면역기능에는 이질적 물질변별 기능이 있다. 이런 의미에서 면역기능에는 하나의 감각기능과 같은 기능을 수행할 수 있는 기능이 있고 미생물을 조직화하는 기능이 있다고 볼 수 있다. 면역기능은 항상 경계태세를 갖추고 있고 자기에게 접근하는 물질을 감시하는 기능도 있다. 면역기능은 이질물질이 확인되면 전체기능은 활동을 개시한다. 즉, 면역기능은 이질물질에 대해 화학적·세포학적 공격을 개시한다.

항원은 이질세포 혹은 미생물체로써 신체외부에서 작용한다. 이는 유기체의 방어를 위해 면역반응을 일으킨다. 동시에 면역기능은 신체 자체의 세포나 미생물 성분을 공격해서는 안 된다. 면역체계가 수많은 서로 다른 물질을 인식하고 그것을 추적하는 기능은

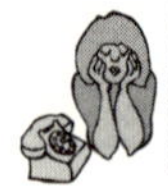

생물학이 가지는 기적에 속한다.

면역기능은 절대로 완벽하지 않다. 그것은 무해한 항원에 대해서도 과잉반응을 하기도 한다. 또 자기 몸에 있는 세포 그 자체를 잘못 인지하고 공격을 가하는 수가 있는데, 이것이 자기면역 질병이다. 면역기능은 크게 자연적 혹은 선천적 면역기능과 후천적 면역으로 구분된다. 선천적 면역기능은 조직손상에 대한 반응으로 염증이 일어나는데, 이것이 곧 선천적 면역의 좋은 예이다.

우리 몸에 널리 퍼져 있는 대부분의 세포가 손상을 받았을 때 미분자물질이 배출되는데, 이는 모세관의 침투성을 증가하여 다른 세포나 미분자물질이 신체조직에 투입되는 것을 촉진시킨다. 여기에는 효소의 집합체인 보체도 포함된다. 여기에는 박테리아나 바이러스를 중화시키는 기능이 있다.

인터페론은 박테리아억제 물질이다. 이는 개체가 바이러스에 감염되었을 때 세포에서 생성되는 단백질의 일종이다.

후천적 면역기능은 선천적 면역기능과 다르다. 이는 림프구로 잘 알려진 백혈세포를 통해 그 기능을 발휘한다. 성장 후에 골수에서 발견되는 배아세포는 림프구를 양성하는데, 후에 기능이 다양해진다. 어떤 것은 흉선으로 이동하여 T-세포로 성장되기도 한다. 다른 림프구는 태아의 간과 골수에서 성장하기 때문에 B-세포라고도 부른다.

T-세포의 기능은 매우 다양하다. 어떤 T-세포는 B-세포의 활동을 억제한다. 헬퍼 T-세포는 모든 T-세포의 2/3를 차지하며,

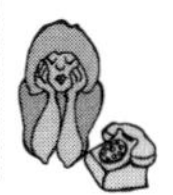

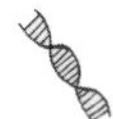

정신적으로 불안정하고 혼돈상태에 빠지게 되면
여러 가지 병에 걸리기 쉽다.
스트레스를 받은 후에 여러 가지 질병을 앓게 되는 기제도
이와 같이 생각할 수 있다.

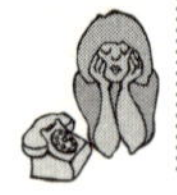

이는 항체매개반응에 있어서 매우 중요한 기능을 한다. 어떤 T-세포는 면역반응과 관계되는 모든 세포의 활동을 촉진시키는 기능을 한다.

주요 면역세포로 대식세포를 빼놓을 수 없다. 이는 부피가 크다. 이 세포에는 다른 세포를 닥치는 대로 먹어치우는 습성이 있고, 다른 세포의 항원을 잡아서 파괴하는 기능도 있다. NK-세포에는 종양과 바이러스에 감염된 세포를 공격하는 기능이 있다.

체내에 침입해 암을 유발하는 세포는 쉴새없이 우리 몸 안에서 돌아다니고 있다. 그러나 건강상태가 좋은 사람의 경우 체내에 침입한 암세포는 면역세포에 의해 기계적으로 박멸된다. 이 과정에서 면역기능이 유전이나 환경요인에 의해 억압을 받게 되면 암세포는 돌연변이를 일으키게 된다.

면역기능의 건전상태를 정확하게 측정할 수 있는 방법은 아직 개발되어 있지 않다. 다만 여러 가지 면역반응의 특성은 여러 가지 측정치에 의해 알아 볼 수 있을 뿐이다. 면역기능은 계산이 가능하고 그 유형은 확인가능하다. 특정한 세포가 가지는 살상력도 측정할 수 있다. 면역기능은 여러 가지 방법으로 측정된다. 꽃가루와 같은 알레르기원에 대한 피부반응을 검사하기도 하고, 혈액균과 같이 감염에 대한 감각치를 측정하기도 한다.

면역기능은 수시로 변한다. 그러므로 그 변화를 이해하는 데에는 특별한 주의가 필요하다. 예를 들면, 혈류 속에서 순환하던 T-세포수준이 떨어지는 수가 있다. 이는 면역기능의 저하를 의미하기도 하고, 또 이 세포가 혈액으로부터 활동할 수 있는 조직으로 옮아갔음을 의미할 수도 있다. T-세포의 저하가 면역기능의 상승을 의미하는 수도 있다. 마지막으로 T-세포수준의 저하가 검사튜브 내의 면역기능의 변화가 의학적으로 의미 있는 것일 수도 있고 그렇지 못할 수도 있다.

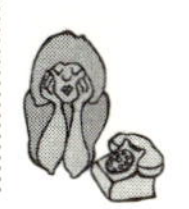

면역기능이 균형을 상실하였을 때, 예를 들면 면역기능이 전혀 활동하지 않을 때, 혹은 지나치게 많은 활동을 하고 있을 때도 그 결과를 조심스럽게 해석해야 한다. 면역기능의 결함이 큰 AIDS, 즉 후천성면역결핍증을 두고 생각해 보자. AIDS는 여러 가지 면역이상 현상을 수반한다. 즉, T-세포의 비가 저하되고, T-세포가 감소되며, 서프레서 T-세포의 활동이 과다해지고, 항체의 병적 과다현상인 과잉글로불린빈혈증과 같은 여러 가지 현상을 나타낸다.

AIDS 환자의 면역기능은 과다하게 억제되어 있기 때문에 감염이나 암을 이겨낼 수 없다. 현재로서는 AIDS의 발병원인이 확실하게 밝혀지지 않았다. 다행히 감염바이러스인 HTL-Ⅲ이 한 주요 발병원이라는 것이 알려져 있을 뿐이다. 따라서 뚜렷한 치료방법이 개발되지 않은 치명적 질병이다.

별로 상태가 심하지 않은 AIDS의 한 형태로 AIDS관련 복합체(ARC)가 있다. 이는 AIDS로 발전되기도 한다. HTL-Ⅲ 바이러스에 감염되었다고 해서 반드시 ARC나 AIDS로 발전하는 일은 없다.

가벼운 병을 앓는다든지 건강을 유지하는 데 있어서 성격과 심리적 요인이 매우 중요한 역할을 한다. 그러나 심한 질병에 있어서

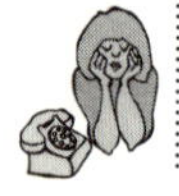

이들 요인은 크게 영향을 미치지 못한다. 면역기능이 때로는 과도하게 기능을 수행하는 때가 있다. 즉, 전혀 해를 끼치지 않는 물질에 대해 과민하게 반응하여 알레르기 반응을 일으킨다. 예를 들면, 면역체계가 무해한 꽃가루에 대해 지나치게 예민한 반응을 하는 수가 있다. 이것이 곧 건초열이다.

알레르기반응은 항원에 대한 매우 예민한 반응이다. 벌에 대해서 예민한 체질은 벌에 쏘이고 나서 20분 후에 사망하게 되는 수도 있다. 이것이 무슨 현상인가? 이는 일종의 과민증 쇼크로서 공황적 면역기능의 잘못된 판단이다. 이와 같은 현상은 환자가 이미 과민반응을 일으킨 사태에 다시 노출되었을 때에도 일어난다.

자신의 부인에 대해 알레르기반응을 일으킨다고 호소하는 남자가 많다. 사실 그것은 부인이 쓰고 있는 화장품에 대한 알레르기반응이다. 이와는 달리 자신의 남편에 대해 알레르기반응을 일으키는 부인도 있다. 모임에서 돌아온 부인이 과민성쇼크를 일으키는 사례가 있다. 이와 같은 반응은 단순히 프로이트 심리학적 요인에 의한 것이 아니라 남편의 정액에 대한 알레르기성 반응결과이다.

면역기능에는 친숙하지 못한 물질이나 세포는 공격하고 친숙한 물질이나 세포에 대해서는 관용을 베푸는 기능이 있다. 때로는 면역기능 자체의 인지기능이 장애를 일으켜서 면역기능이 제대로 작동하지 못하고 자기면역 질병을 일으킨다. 류마치스성 관절염, 근무력증, 악성빈혈증, 후천성용혈성 빈혈증, 체계적 낭창성홍반증 SLE과 같은 것이 대표적인 것이다.

외관상 매우 건강한 여성이 고열, 관절통, 늑막염, 신장손상 및 심한 권태감을 느끼는 원인은 무엇인가? 의학적 검사결과 DNA에 대한 항체가 발견되었다. 결과적으로 낭창성홍반증으로 진단되었다. 그 예후는 매우 좋지 못하다. 이 질병을 유발하는 원인은 아직 밝혀진 것이 없다. 의학적 치료를 받지 못하면 10년 내에 사망하게 된다.

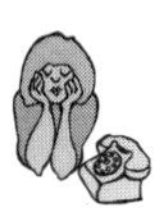

낭창과 같이 보이는 사례를 예로 들어 보자. 3세까지는 극히 정상적으로 성장한 소년이었다. 그는 누이동생이 출생하면서 신경질을 부리며 미친듯이 행동하였다. 상당 기간 우울증에 빠져서 움츠러들기도 하였으며 또 매우 공격적으로 행동하였다. 그의 공격적 행동은 시간이 지남에 따라 더욱 악화되었다.

4~5년 후에는 여러 가지 증후가 나타나면서 그의 증후는 더욱 악화되었다. 그 증상으로는 열이 나고, 손목과 발목이 부어오르며, 빈혈, 황달 및 피부발진 등의 증후가 나타나 입원 후 신장병으로 사망하였다. 낭창성홍반증 증후는 매우 다양하다. 낭창이라는 용어는 라틴어의 이름에서 유래하였다. 낭창은 면역기능의 이상으로 피부손상을 유발한다. 낭창에서는 면역복합체의 활동이 매우 거칠다. 이는 혈관이나 신장에 침입하여 혈액의 흐름, 호르몬의 기능을 손상시켜 피부를 크게 손상시킨다. 뇌에 이르는 혈액의 흐름이 손상되면 기질적·정신병적 발작을 일으키기도 한다.

낭창성홍반증 증후는 일관성이 없다. 즉, 매우 심한 때가 있는가 하면 매우 가벼운 때도 있다. 치료된 낭창성홍반증은 신체손상, 과

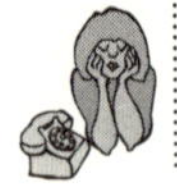

도한 일, 불규칙적인 일상생활, 정서적 발작 등과 같은 여러 가지 원인에 의해서 재발하기도 한다.

자동면역장애는 유전적 요인과 성격요인의 영향을 크게 받는다. 서서히 진행되는 관절의 동통과 류마치스성 관절염에는 류머티즘성 요인으로 알려진 자동항체가 내포되어 있다. 관절염은 유전과 깊은 관계가 있다는 사실은 관절염환자 가족의 혈액에서는 정상 가족에서보다 혈액 내의 류머티즘성 항체가 보다 많이 발견되는 것을 보면 쉽게 이해할 수 있다.

자동면역장애에 있어서 성격요인의 비중을 연구할 목적으로 G. F. Solomon은 R. H. Moos와 공동으로 류머티즘성 요인이 확실히 있는 사람과 그것이 없는 관절염환자의 건강한 여자친척을 비교해 보았다. 그 결과 류머티즘성 요인을 가진 집단도 그 요인을 갖지 못한 집단과 같이 심리적으로 건강하다는 사실을 발견하였다.

면역기능은 매우 복잡한 구조를 이루고 있다. 그럼에도 불구하고 한때 그것은 독자적으로 활동이 가능한 것으로 생각하는 사람이 많았는데, 그것은 큰 잘못이다. 왜냐하면 면역기능은 뇌와 밀접한 관계가 있기 때문이다.

그러면 정신적 요인이나 뇌기능이 면역기능에 어떻게 영향을 주고 있는가, 이들의 관계를 설명하는 새로운 사실들이 새롭게 많이 발표되었다. 면역기능은 신경계통과도 밀접한 관계가 있다. 이와 같은 사실을 보면 뇌는 질병의 저항과 감염에 직접 영향을 줄 수 있다는 것을 생각할 수 있다. 흉선에는 많은 신경네트워크가 있다.

흉선은 비장, 골수 및 림프결절과 같이 뇌와 면역기능을 연결하는 기능을 한다.

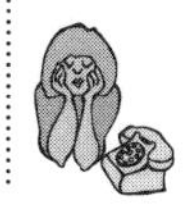

면역계통의 세포는 중추신경계통에서 오는 화학적 신호에 반응하는 기능이 있다. 카테콜라민, 프로스타글란딘, 성장호르몬, 흉선호르몬, 세러티닌 및 엔도르핀의 임파구표면에는 수용기가 있다. 이와 같은 신경내분비선, 신경전달 물질 및 신경팹티드는 림프구를 차별화시키고, 이동시키며 그리고 활성화시키는 역할을 한다.

뇌의 구조와 조직은 면역기능과 밀접한 관계가 있다. 이들의 관계를 좀더 자세히 생각해 보자. 통찰력이 있는 임상가는 왼손잡이들은 발달장애가 많다는 사실을 쉽게 알 수 있을 것이다. 이는 크게 놀랄 것이 못 된다. 왜냐하면 학습과 그의 장애는 뇌의 조직 및 발달과 깊은 관계가 있기 때문이다. 또 왼손잡이 가운데에는 면역기능장애와 편두통을 호소하는 사람들도 있다. 불행하게도 이와 같은 호소는 현대과학자의 지식으로는 설명이 불가능하다.

이들의 관계를 보다 자세히 설명하기 위해 보스턴 대학교의 Norman Geshwind는 왼손잡이를 대상으로 통제실험을 하였다. 그 결과에서 좌반구에서는 언어기능이, 그리고 우반구에서는 공간지각기능이 각각 우세하다는 사실을 발견하였다. 또 어떤 왼손잡이의 뇌기능은 이와 상반되기도 하고 혹은 혼합우월성의 뇌구조를 가진 사람도 있다는 사실을 발견하였다.

런던의 한 상점에서는 253명의 왼손잡이를 대상으로 질문지조사를 하였다. 이 상점에서는 왼손잡이용 물건만을 판매한다. 이 연

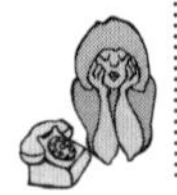

구에서는 동일한 수의 오른손잡이를 통제집단으로 사용하였고 연령과 성의 특성이 충분히 고려되었다. 이 조사연구에 따르면 왼손잡이로 면역기능이 손상된 사람은 정상통제 집단에 비해 2.7배나 많았다는 사실이 밝혀졌는데, 대부분은 갑상선장애자였다. 또 다른 연구에서 왼손잡이는 심한 편두통을 호소한다는 사실도 밝혀졌다.

지금까지 왼손잡이에서 흔하게 나타나는 여러 가지 장애를 소개하였다. 그러나 아직까지 이들의 생리학적 기제는 알려진 것이 별로 없다. Norman Geschwind는 뇌의 성숙발달과 면역기능의 발달에 있어서 남성호르몬인 테스토스테론이 중요한 역할을 할 것이라고 생각하였다.

그는 테스토스테론이 왼손잡이의 신경발달을 지연시키며 면역기능을 손상시킨다는 사실을 발견하였다. 이와 같은 사실을 보면 뇌의 기능과 면역기능은 밀접한 관계가 있음을 알 수 있다.

면역기능과 뇌의 좌반구기능과는 밀접한 관계가 있다는 사실이 프랑스의 의사들에 의해 밝혀졌다. Gerard Renoux는 쥐의 좌반구를 절제한 결과 비장에서 T-세포의 수가 크게 감소되는 현상을 발견하였다. 그러나 우반구를 절제했을 때에는 그와 같은 현상을 발견할 수 없었다. 이와 같은 발견은 뇌의 양반구에는 서로 다른 면역기능이 있음을 시사해주고 있다고 해석할 수 있다.

뇌기능과 면역기능과의 관계는 시상하부에 대한 연구에서 보다 잘 밝혀질 수 있다. 왜냐하면, 이는 뇌에서 가장 중요한 기관으로

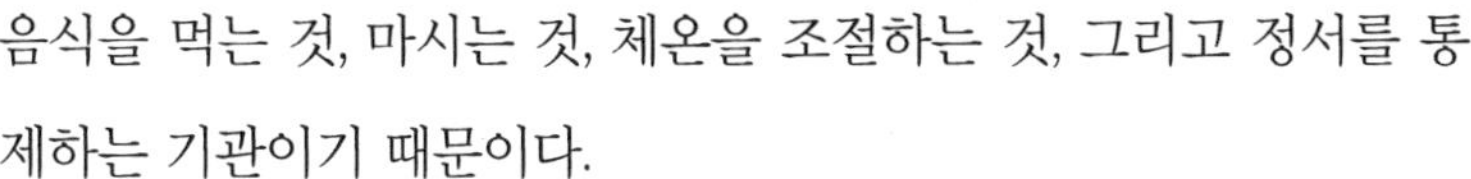
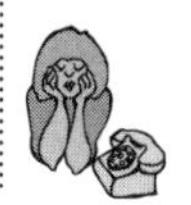

음식을 먹는 것, 마시는 것, 체온을 조절하는 것, 그리고 정서를 통제하는 기관이기 때문이다.

또한 시상하부에는 여러 가지 기능이 있으며 모든 신경계통으로부터 보내오는 신호를 받는다. 체온을 조절하고 체내의 혈당 등을 조절한다. 폐와 심장의 기능을 조직하며 특히 정서반응과도 보다 밀접한 관계가 있다.

시상하부와 면역기능과의 관계는 고전적 방법으로도 설명할 수 있다. 즉, 시상하부의 일부를 외과적 방법으로 절제하면 면역기능이 억제되나 다른 일부를 자극하면 면역기능은 촉진·강화된다.

1950년대 초 헝가리의 두 연구자가 피험동물이 알레르기물질에 노출되면 예민하게 반응할 수 있게 조작하였다. 피험동물의 시상하부가 손상되었을 때에는 엘러지물질에 대한 정상적 반응이 불가능하나 시상하부가 건재할 때에는 엘러지물질에 대한 정상적 반응이 가능하였다.

손상된 시상하부의 부위에 따라 흉선기능이 크게 달라진다는 사실이 후속연구에서 발견되었다. 흉선은 T-세포의 성숙과 깊은 관계가 있다. 면역기능을 감시하고 항체를 생성하는 시상하부와 면역기능의 관계는 일방적 관계가 아니라 쌍방적 관계이다. 즉, 시상하부가 면역기능에 정보를 주는 것에 그치지 않고 면역기능이 시상하부에 정보를 보내기도 한다.

1977년 Hugo Besedovsky는 동물이 생소한 물질이나 바이러스의 도전을 받게 되면 시상하부의 신경원에서는 속도가 빠른 전기활

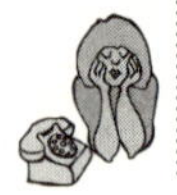

동이 나타난다는 사실을 발견하였다. 이는 면역기능에 대한 정보가 기록되었다는 사실을 의미한다. 면역기능이 건재하면 할수록 뇌의 반응도 더욱 건재해진다.

시상하부는 뇌하수체를 통제한다. 시상하부는 신경전달물질인 노르에피네프린의 수준에도 큰 변화를 준다. 왜냐하면 이와 같은 사실은 면역기능이 뇌에 변화를 일으키고 뇌의 기능이 면역기능의 변화를 일으킨다는 사실을 강하게 암시하고 있다.

시상하부와 면역체계통의 활동이 과다하면 면역기능은 부정적 영향을 받는다. 심리적으로 크게 실망하게 되면 카테콜라민, 코티코스테로이드, 엔도르핀과 같은 신경호르몬이 방출되는 것을 보면 신경계통과 면역기능과는 밀접한 관계가 있다는 사실을 알 수 있다. 이것이 곧 면역기능의 변화이다. 예를 들면 코티코스테로이드에는 강력한 면역억제 기능이 있기 때문에 이는 천식, 건초열, 류머티즘성관절염, 낭창성홍반증과 같은 알레르기상태에서는 면역기능을 억제하는 데 널리 활용된다.

우리가 어떤 스트레스를 받게 되면 뇌에서는 엔도르핀이 방출되며 NK-세포의 활동이 크게 감소된다. 이와 같은 사실은 심리학자 John Liebeskind는 Yenuda Shavit와 공동으로 수행한 실험쥐에게 단기간에 짧은 전기쇼크를 주었을 때에는 엔도르핀이 방출된다는 실험결과가 뒷받침하고 있다.

엔도르핀이 방출되면 면역기능은 억제된다. 쥐에게 엔도르핀억제제를 주사하고 나면 쥐에게 나타나는 NK-세포의 수를 조사해 보면 엔도르핀에 의해 면역기능이 억제된다는 사실을 알 수 있으며 이와 유사한 발견도 있다. 즉, 동물에게 모르핀을 주사하면 NK－세포의 활동이 크게 감소된다.

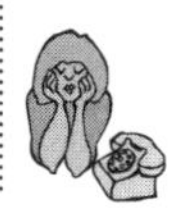

스트레스에 의해 면역기능은 크게 변화한다. 그러면 이것은 의학적으로 어떤 의미를 갖게 되는가? 스트레스와 질병, 특히 암과의 관계를 알아보기 위해 Vernon Riley는 그의 동료들과 공동으로 쥐를 대상으로 턴테이블 회전실험을 했다. 그 결과 회전속도가 빠를수록 종양의 성장속도가 빠르다는 사실이 발견되었다. 또 다른 동물연구에서는 동물이 통제불가능한 스트레스에 직면하였을 때에는 통제가능한 스트레스에 직면하였을 때보다 종양성장이 보다 빠르다는 사실이 발견되었다.

실험자는 쥐에게 종양표본을 주사하고, 다음날 회피불가능한 쇼크를 받은 집단과 회피가능한 쇼크를 받은 집단으로 분류하였다. 이 결과 쇼크를 전혀 받지 않은 쥐의 54%에서는 종양이 발견되지 않았다. 도피불가능한 쇼크를 받은 쥐의 63%와 도피가능한 쇼크를 받은 쥐의 27%에서 종양을 발견할 수 있었다.

Steven Mair는 Mark Laudenslater와 공동으로 통제가능한 전기쇼크와 통제불가능한 전기쇼크가 면역기능에 서로 다른 영향을 미친다는 사실을 입증하기 위한 실험을 하였다. 한 집단의 쥐는 우리 안에서 바퀴를 회전시킴으로써 가벼운 전기쇼크를 차단시키는 방법을 훈련시켰다. 또 다른 집단의 쥐는 전기쇼크를 받으나 그것을 통제하는 것이 불가능하다.

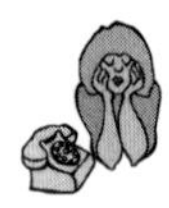

자기의 분노를 외부로 표출하는 사람은
유방암에 걸리는 일이 비교적 적다.

면역기능을 평가하기 위해 자극이 주어졌을 때 T-세포의 증식
기능과 NK-세포의 파괴기능을 측정하였다. 그 결과에서 통제불
가능한 쇼크를 받은 쥐의 면역기능은 크게 손상된다는 사실을 확
인할 수 있었다.

지금까지 동물이 스트레스를 받았을 때 나타나는 면역기능의 변
화를 다룬 실험결과를 소개하였다. 이와 같은 현상이 사람에게도
그대로 나타난다. 사람이 스트레스에 직면하게 되면 면역기능이
크게 떨어지고, 여러 가지 사회적 불안이 높아진다. 이와 같은 발
병률 사실을 입증하기 위해 Stanislav Kasl은 그의 동료들과 실험을
했다.

그들은 1979년 미국 육군사관학생들을 대상으로 전염성단구증
가증 발병률을 조사하였다. 엡슈타인-바 바이러스에 대한 항체를
검사할 목적으로 모든 사관생도들에게 정기적으로 혈액검사를 실
시하였다. 또 그들의 희망과 가정배경에 대한 정보를 얻기 위한 면
접도 병행하였다.

매년 전체 학생의 1/5이 감염되기는 하나 감염자의 1/4만이 전염
성단구증가증으로까지 발전하였다. 발병가능성은 가족사에서 찾
아 볼 수 있다. 아버지의 성취욕구가 강하고 본인도 군인으로서 크
게 성공하고자 하는 욕구가 강하나 학업성적이 부진한 사관생도
가운데 전염성단구증가증을 보이는 사람이 많았다. 기대감이 높으
나 성취수준이 낮을 때 전염성질병에 감염가능성은 높다.

최근에 바이러스에 감염되거나 스트레스를 받게 되면 면역기능

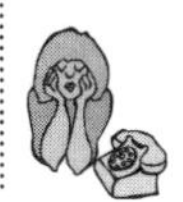

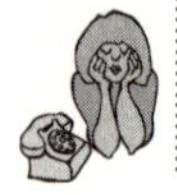

이 크게 악화된다는 사실을 입증하는 연구가 많이 발표되고 있다. 그 예로 구강포진에 감염된 사람이 급증하는 현상을 들 수 있다. 구체적으로 20~43세 연령층에서는 매년 3~4가지의 구강포진에 감염되고 있다. 구강포진에 감염된 사람은 감염이 있기 1주일 전에 심한 스트레스, 헤슬, 불안을 경험했다고 호소하였다. 이것을 보면 스트레스는 구강포진을 유발할 가능성이 높은 요인임을 알 수 있다.

구강포진을 유발하는 요인은 스트레스뿐만이 아니다. 자기 자신의 질병에 대한 정서적 반응도 주요 발병원인으로 작용한다. 즉 자기 자신이 포진으로 고통받고 있다고 생각하는 그 자체가 주요 발병원인으로 작용한다. 포진에 감염된 사람이 매우 우울한 감정에 사로잡히면 T-세포의 활동이 감소된다. 이와는 달리 자신이 보다 즐거운 감정을 가지게 되면 T-세포의 활동이 활발해지면서 모든 기능이 정상으로 회복된다.

면역기능에 부정적 영향을 주는 것은 무거운 스트레스뿐만 아니라 비교적 가벼운 스트레스도 면역기능을 손상시킨다. 오하이오 주립대학교 의과대학 Janice Kieclot-Glaser는 그의 동료들과 공동으로 의과대학생들로 하여금 자신이 전달에 경험한 생활변화는 물론 고독감을 자세히 기록하게 하였다. 이 결과에서 고독감을 경험한 학생과 생활변화가 컸던 학생들의 NK-세포의 활동은 크게 감소되었다는 사실이 밝혀졌다.

Stephen Locke는 불안과 우울증이 NK-세포활동에 주는 영향을 조사하기 위해 114명의 하버드 대학의 학생들을 대상으로 하여 일련의 실험을 했다. 이 실험결과 높은 스트레스 장면에 직면했을 때 정신적 증후를 보이지 않은 사람의 NK-세포활동 수준은 정신적 증후를 보이는 사람의 NK-세포활동 수준보다 현저히 높다는 사실이 입증되었다. 또 같은 연구에서 스트레스가 따르는 생활변화를 성공적으로 극복하지 못하는 사람의 면역기능활동이 매우 빈약하다는 사실도 발견되었다.

스트레스는 여러 가지 형태로 면역기능에 부정적 영향을 준다. 예를 들면 예기치 않았던 위협이나 자기능력으로는 통제불가능한 위협에 직면하였을 때 스트레스는 면역기능억제호르몬의 순환수준을 증대시킨다. 결과적으로 면역기능은 저하된다.

지금까지 대부분의 연구는 부정적·심리적 상태가 면역기능의 활동을 저하시킨다는 사실에만 역점이 주어졌다. 그러면 긍정적·심리적 상태는 면역기능의 활동을 증대시키는가? 스트레스 연구자들이 해결해야 할 주요 과제 가운데 하나이다. 긍정적 태도나 혹은 심상은 질병에 긍정적 효과를 준다는 주장이 있다. 그러나 이들의 주장을 뒷받침할 수 있는 실험적 근거는 그렇게 많지 않다.

개인의 면역기능은 자기가 원하는 수준으로 향상시킬 수 있는가? 이 물음에 대한 답을 얻기 위해 펜실베니아 대학교의 Howard Hall은 그의 동료들과 공동으로 면역기능의 변화를 객관적으로 측정하였다. 이를 위해 그는 20~85세까지의 건강한 남녀 20명을 대상으로 최면을 걸기 전, 1시간 후 그리고 1주 후에 면역기능에서

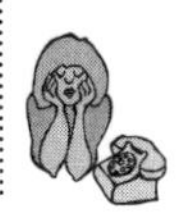

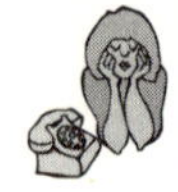

림프구의 반응을 측정하였다.

다시 피험자에게 최면을 걸고 자신의 백혈구세포가 혈액 속을 순환하면서 균을 박멸하고 있다는 것을 생생하게 상상해 보게 하였다. 피험자에게 다시 후최면상태에서 백혈구세포는 지속적으로 혈액 속에서 이동하면서 개인을 보호하고 있다는 것을 암시해 주었다. 이들은 매주 2회에 걸쳐 자기최면을 걸도록 지시하였다. 이 결과 면역기능에는 전혀 변화가 없었다. 특히 고령자에게는 전혀 변화가 나타나지 않았다.

젊은 연령층에서는 최면 후 다소 면역기능이 증가되는 경향이 있었고 쉽게 최면이 걸리는 사람에게는 최면이 끝난 후에 림프구가 증가되는 경향이 있었다. 이때 면역기능의 증가는 별로 크지 않았다. 그러면 이와 같은 면역기능은 인위적으로 강화시킬 수 있는가?

체계적 긴장이완 훈련을 통해 세포의 면역기능을 강화시킬 수 있다는 사실을 입증하기 위해 Janice Kiecolt Glaser는 그의 동료들과 공동으로 45명의 노령자에게 점진적 긴장이완 훈련과 심상기술을 주당 3회씩 실시하였다. 이 노인들은 모두 자립형주택에서 독자적으로 생활하고 있었다.

그 결과 긴장이완 훈련집단은 그들의 생활을 보다 활동적으로 변화시킬 수 있었고, 또 자신의 생활을 보다 효과적으로 통제할 수 있게 되었다. 긴장이완 훈련집단의 NK – 세포활동 수준은 통제집단의 NK – 세포활동 수준보다 현저히 높았으나 포진바이러스에 대한 항체수준은 현저히 감소되었다는 사실이 밝혀졌다. 이는 곧 세포성 면역계통에 의해 포진바이러스의 통제기능이 크게 향상된 것으로 해석할 수 있다. 긴장이완 훈련에 의해서 향상된 면역기능은 보다 나은 건강상태를 유지하는 데 크게 도움이 되었다.

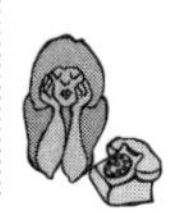

긍정적 정서상태에 의해 면역기능이 강화되는가를 알아보기 위해 Kathleen Dillon은 그의 동료들과 공동으로 10명의 학생에게 유머 비디오테이프와 교훈적 비디오테이프 두 종류를 보여 주었다. 후자는 통제비디오이다. 각 비디오를 보기 전과 후에 타액면역글로빈A의 수준을 측정하였다. 타액면역글로빈A에는 상부호흡기도의 바이러스감염을 예방하는 기능이 있다.

이 결과에서 피험자가 유머 비디오테이프를 보고 있는 동안 이 항체의 평균응축도가 일시적으로 증가한다는 사실을 발견하였다. 또 더 나아가 유머를 생활스트레스 극복수단으로써 활용하는 집단은 어떤 비디오라도 보기 전에 타액면역글로빈A의 수준이 지속적으로 높다는 사실도 발견하였다. 유머 비디오테이프를 보고 있을 때에는 면역기능이 증가되나 그 효과는 장시간 지속되지 않는다. 그러나 유머를 생활스트레스 극복수단으로 활용할 때 그 긍정적 효과는 보다 장시간 지속된다.

하버드 대학교 심리학자 David McClelland와 그의 동료들은 높은 권력행사 욕구가 면역기능을 손상시키고 질병에 보다 쉽게 감염되는 원인이라는 사실을 밝혀냈다. 이들의 연구에 의하면 권력과 유관한 스트레스수준이 높은 사람은 정상인에 비해 자주 질병에

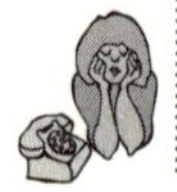

걸린다고 한다. 이들의 에피네프린수준은 상승되고 타액면역글로빈A수준이 크게 떨어진다고 한다. 타액면역글로빈A수준이 낮은 사람일수록 질병을 앓는 빈도가 높다.

이와 같은 사실을 McClelland는 이렇게 해석하고 있다. 즉, 만일 권력욕구가 성취되지 못하면 교감신경계통의 활동은 활발해지고 이에 따라 면역기능은 크게 떨어진다. 이와 같은 사실은 심한 학과 스트레스를 받는 대학생은 상부호흡기가 무엇보다 쉽게 감염된다는 J. B. Jemmott의 치과대학 신입생을 대상으로 한 연구에서 확인되었다.

유아의 어머니에 대한 애착심이 손상되면 면역기능이 크게 손상된다는 이론을 입증하기 위해 Christopher Coe는 그의 동료들과 공동으로 6개월 된 새끼원숭이를 어미원숭이로부터 격리시켜 양육하였다. 이 결과에서 새끼원숭이의 면역기능이 크게 손상되었다는 사실을 발견하였다.

어미원숭이와 격리된 데서 오는 새끼원숭이의 면역기능 장애정도는 새끼원숭이의 환경에 따라 서로 다르다. 즉, 격리된 새 원숭이의 환경이 크게 달라지지 않았다든지 혹은 친숙한 원숭이가 주위에 있을 때에 면역기능 장애정도는 비교적 낮다.

불쾌한 기분은 면역기능을 손상시키고 질병을 유발하는 원인으로 작용한다. 폐암환자와 다른 암환자는 자신의 적개심, 우울증 및 죄의식을 지나치게 억제하는 경향이 있다. Derogatis와 그의 동료들에 의하면 장기간의 투병 끝에 유방암을 극복한 사람은 그것을 극복하지 못한 사람에 비해 불안, 적개심, 소외감 등을 보다 자유롭게 표출할 수 있다고 한다.

건강에 있어서 태도와 정서의 중요성을 크게 강조하는 Norman Cousins는 로스앤젤레스에 있는 한 자조건강그룹을 방문하였다. 거기에서 그는 우아함과 권위가 풍기는 말년의 그레이스 켈리를 만났다. 그녀와 이야기를 주고받는 과정에서 그녀가 자신은 1년 전 6개월밖에 생존할 수 없는 사람이었다고 소개했다. 그 외에 그가 의사에게 무슨 말을 했을까 매우 궁금하다.

자기의 분노를 외부로 표출하는 사람은 유방암에 걸리는 일이 비교적 적다. S. Greer와 T. Morris의 공동연구에 의하면 분노표출방법에 따라 유방암환자와 악성유방암환자가 구분된다고 한다. 유방암환자는 분노를 지나치게 억압하는 경향이 있다. 그는 면접과정에서 극도로 심한 분노를 표출한다. 그들은 가능하면 분노를 억제하고 있다가 한꺼번에 표출해 버리는 경향이 있다.

이들은 유방제거 수술환자를 10년 이상 추적·조사하였다. 이 기간에 자신의 질병을 냉철하게 판단하고 수용하는 환자는 75%가 사망하는가 하면 적개심이 강하고 투쟁적 태도를 가진 환자는 30%가 사망하였다는 사실을 발견하였다. 이와 같은 사실에서 적개심이 강하고 투쟁적 태도를 가진 사람은 자신을 스스로 보다 잘 통제할 수 있다는 점을 알 수 있다. 습관적으로 분노를 억제하는 사람의 타액면역글로빈A 수준은 그것을 표출하는 사람보다 높다는 사실이 이를 뒷받침해주고 있다.

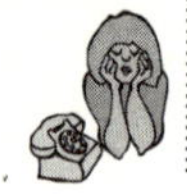

　Greer와 그의 동료들의 장기연구 결과에 의하면 유방암을 그대로 수용하고 치유될 희망이 없다고 생각하는 환자, 또 유방암을 하느님의 뜻이라고 자연스럽게 수용하는 사람은 질병 자체를 거부하고 그와 투쟁할 심리적 태도를 가진 사람보다 결과가 좋지 않다고 한다.

　전망적 유방암연구에서 Derogatis도 이와 유사한 사실을 발견하였다. 즉, 장기투병자의 적개심, 소외감, 죄의식 및 우울증과 같은 부정적 감정수준은 단기투병자의 적개심, 소외감, 죄의식 및 우울증과 같은 부정적 감정수준보다 높다는 사실을 발견하였다. 장기투병자는 적응상태가 좋지 않으며 질병과 치료결과를 부정적으로 보는 경향이 있다. 장기투병자 가운데에는 의사에 대해 부정적 태도를 취하며 분노를 표출하는 사람이 많이 있다. 장기간에 걸친 암투병자는 단기간에 걸친 암투병자와는 달리 자기의 문제점을 잘 이해한다.

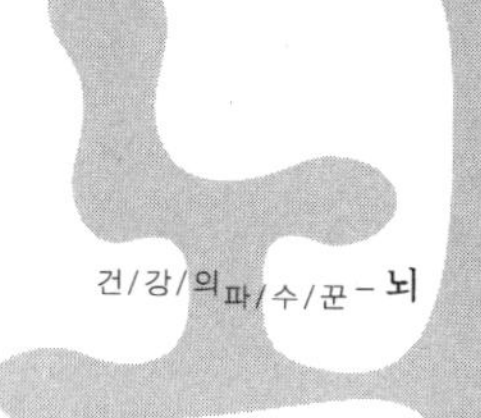

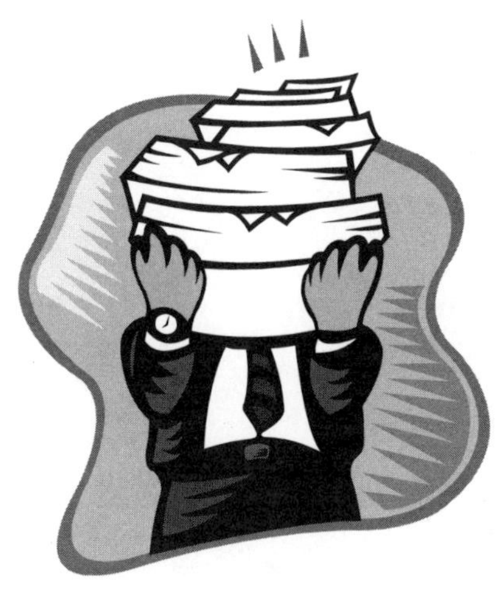

높은 사회적 압력은 혈압도 높인다

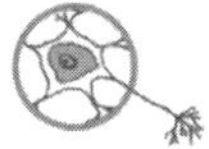

　　사회생활에서 대인관계가 손상되면 그 증후가 어떤 형태로든지 나타난다. 즉, 고독감과 소외감을 느끼는 사람이 있는가 하면 당혹감이나 적개심을 느끼는 사람도 있다.

　배우자와 사별하거나 남을 질투하면 심장기능이 큰 장애를 받는다. 심장기능의 장애는 여러 가지 형태로 나타난다. 장기간에 걸친 혈압상승도 그 중의 하나이다. 혈압이 상승되면 혈관섬유가 파손된다.

　고독감, 우정, 애착심, 대인관계 및 내부생리적 상태는 뇌의 기능에 의해 지배된다. Blaise Pascal(1623~1662)은 1670년 심장에는 지적으로는 판단되지 않는 판단기능이 있다고 말한 바가 있다. 이 말에는

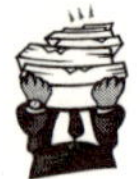

심장과 정신 간에는 밀접한 관계가 있다는 뜻이 함축되어 있다.

뇌에는 서로 다른 판단세트가 있다. 이들이 서로 다른 판단기능의 갈등을 일으키면 사람은 목숨을 잃게 될 수도 있다. 혈액순환계통의 기제가 밝혀지면서 마음이 심장에 큰 영향을 준다는 사실도 밝혀지게 되었다.

1628년 혈액순환의 기제를 밝혀낸 William Harvey(1578~1657) 경은 이런 주장을 했다. 즉, 개체의 동통과 쾌락, 희망과 공포에 영향을 주는 것은 마음이며, 이는 개체를 흥분시키며 심장에 영향을 준다. William Osler 경은 그의 한 저서 『협심증과 그에 관련되는 질병에 대한 강의』에서 다음과 같이 주장했다. 즉, 관상성기능의 퇴화를 초래하는 것은 과도한 음식섭취와 음주가 아니라 주위의 과도한 압력과 일하는 습관이다.

우리가 경험하는 정서는 매우 다양하다. 우리의 심장은 갑작스럽게, 그리고 지속적으로 변화한다. Thomas Graboys는 욕심이 많은 야구팬이며 동시에 의사였다. 그는 자신이 치료하는 한 환자가 플레이오프 게임을 관람하고 있는 동안 그의 심장리듬을 관찰·측정하였다. 그 결과 게임이 진행되고 있는 동안 그의 부정심장박동은 지속되었다. 이 상태는 자신이 지원하는 팀이 승리할 때까지 지속되었다. 부정심장박동이 소실될 때까지 무려 2시간이 지속되는 것을 발견하였다.

메릴랜드 대학교 심리학교수 James Lynch는 그의 저서 『심장』에서 사회, 심장 및 뇌가 밀접한 관계가 있다는 점을 기술하고 자신이 어렸을 때 스트레스에 의해 심장혈관에 변화가 온다는 사실을 경험하였다고 아울러 밝힌 바가 있다.

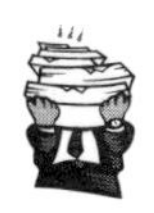

우리는 일상생활에서 얼굴이 붉어지는 것을 빈번히 경험한다. 난처한 일을 당했을 때나 거짓말을 할 때 얼굴이 붉어진다. 이것은 급작스런 혈관확장의 결과이다. 얼굴이 붉어지면 주위사람들의 눈에 쉽게 띈다. 또한 목이나 손이 붉어지는 것도 주위사람들의 눈에 쉽게 띈다. 이렇게 붉혀진 얼굴 때문에 자신이 불쾌해지기도 하고 다른 사람에게 직접적인 영향을 주기도 한다.

자신이 예기치 않게 난처한 일을 당했을 때도 또 얼굴이 붉어진다. 이것은 다분히 상징적인 것이다. 실제 난처한 장면을 눈으로 볼 때 혈관은 예민하게 반응하며, 그것이 곧 심장에 변화를 일으킨다. 사실 더욱 중요한 것은 이와 같이 외적으로 붉혀진 사실보다는 내적으로 붉혀져 고혈압의 원인으로 작용한다.

사람과 대화할 때 얼굴이 붉어지는 것을 우리는 흔히 볼 수 있다. 이는 곧 혈압의 상승으로 이어진다. 이것을 보면 사회적 압력과 혈압과는 밀접한 관계가 있음을 알 수 있다. 또 여기서 혈압의 상승은 사회적 사태에 따라 크게 달라진다는 사실도 알 수 있다.

Redford Williams의 연구결과에 의하면 대화자의 사회적 지위가 자기의 지위와 비슷할 때에는 혈압은 크게 높아지지 않는다. 그러나 대화자의 사회적 지위가 자기보다 높거나 취업면접을 할 때에는 혈압은 크게 높아진다고 한다. 환자가 의사와 면담할 때 심장혈관의 운동이 촉진된다. 이와 같은 사실은 가정에서 혈압을 측정할

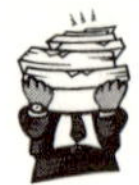

때 보다 의사의 진찰실에서 측정할 때 더 높게 측정되는 사실이 잘 입증해 주고 있다.

그러면 의사라는 사회적 지위 때문에 혈압이 상승하는 것인가? 사회적 지위가 높은 사람과 대화할 때에도 혈압이 상승한다는 사실은 임상적으로 확인되었다. 그 이유는 무엇인가? 직장의 상사나 상급자와 대화할 때 느끼는 심한 갈등이나 낮은 자기존중감의 수준은 심장혈관 장애를 유발하는 원인이 될 수 있다.

이와 같은 주장의 타당성은 Lynch와 그의 동료들의 실험에 의해 입증되었다. 그들은 혈압이 정상인 40명의 대학생을 대상으로 다음과 같은 실험을 하였다. 실험자는 피험자에게 얼마동안 조용히 있게 한 다음 실험자와 대화를 하였다. 다시 조용히 있게 한 다음 큰 소리를 내서 책을 읽게 하였다.

실험자인 의사가 대학생과 같은 캐주얼한 복장을 하고 20명의 학생피험자 앞에 나타났다. 다른 의사는 내과의사와 같은 복장을 하고 20명의 다른 학생피험자 앞에 나타났다. 실험자인 의사는 그들에게 자신은 혈압연구에 참여하고 있는 내과의사라고 자신을 소개했다.

실험결과 피험자들이 실험자와 이야기하고 있는 동안 그들의 혈압은 크게 상승하였다. 특히 학생복장을 한 실험자와 대화할 때보다 내과의사 복장을 한 실험자와 대화할 때 피험자들의 혈압과 휴지수준이 더 크게 상승하였다는 사실이 밝혀졌다.

건강한 대학생의 혈압이 사회적 지위의 영향을 크게 받는 것이

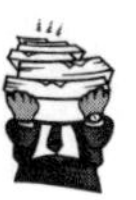

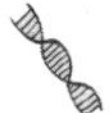

관상성기능의 퇴화를 초래하는 것은
과도한 음식섭취와 음주가 아니라
주위의 과도한 압력과 일하는 습관이다.

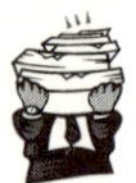

사실이라면 고혈압에 의한 흑인의 사망률이 백인의 사망률보다 높은 것도 그들의 낮은 사회적 지위와 깊은 관계가 있는 것으로 생각할 수 있다. 이들의 사망은 사회적 지위가 높은 백인과의 대화가 결정적으로 작용했을 것으로 생각된다.

그렇다면 사회적 지위가 낮은 사람과의 대화는 어떤 결과를 가져올까? 우선 집에서 애완동물을 기르는 사람과 기르지 않는 사람의 사망률을 두고 생각해 보자. 집에서 애완동물을 기르는 사람 가운데 심장병으로 사망하는 사람의 비율은 애완동물을 기르지 않은 사람 가운데 심장병으로 사망하는 사람의 비율보다 훨씬 낮다는 사실이 여러 자료에 의해 입증되었다.

그러면 혈압이란 무엇인가? 그리고 왜 그것은 사회적 압력과 깊은 관계가 있는가? 혈압은 하나의 힘이며 압력이다. 혈액은 혈관을 통해 이동한다. 심장이 박동하면 3~4온스의 혈액이 심장에 이르는 주동맥인 대동맥으로 흘러들어간다. 심장이 수축할 때 생기는 최고의 압력이 수축기혈압 혹은 최고혈압이고, 심장이 이완할 때 생기는 최저의 압력이 확장기혈압 혹은 최저혈압이다.

동맥은 그의 유동체를 소동맥으로 내보내고 유동체는 호스를 통해 흘러가게 되어 있다. 유동체가 되돌아오면 그것이 다시 호스 안으로 들어간다. 그러나 호스의 한쪽이 막혀 있으면 호스 안에 있는 압력은 올라간다. 그러면 유동체는 흘러가지 못하게 된다. 막힌 호스의 한쪽을 뚫어 놓으면 물은 흘러가고 압력은 낮아진다.

혈압은 심장으로부터 방출된 혈액의 양과 말초혈액 순환에서 이

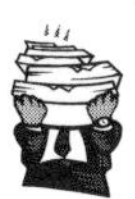

뤄지는 혈액의 저항에 의해서 이뤄진다. 심장박동이 일어날 때마다 혈압은 달라지는 것이 보통이다. 혈압이 지속적으로 높은 것이 고혈압이다. 고혈압은 졸도와 심장발작을 포함하는 관상성심장병을 유발하는 주요 요인이다.

미국에는 600만의 고혈압환자가 있고 그 반은 치료를 받지 않고 있다. 이는 매우 위험하다. 왜냐하면 고혈압은 혈관을 손상시키는데, 그것으로 끝나지 않고, 뇌, 심장, 신장 및 눈까지 손상시키는 주요원인이 된다. 그래서 고혈압을 무언의 살인자라고 불리운다. 왜냐하면 고혈압의 증후는 뇌졸중, 심장발작 혹은 시력손상이 있기까지는 주위 사람들의 눈에 띄지 않기 때문이다.

미국의 사망통계 자료에 의하면 사망자의 50% 이상이 심장병에 의한 사망자라고 한다. 미국의 심장병환자와 혈관장애자는 4,000만이 넘고 그로 인한 연간 경제적 손실은 800억 달러가 넘는다고 한다. 여기에는 생산력손실과 건강보조 비용이 모두 포함되어 있다.

혈압이 높으면 심장의 부담이 과중해진다. 동맥 내의 압력이 증가하면 심장근육이 확장된다. 또 혈압이 높거나 혈액의 흐름이 거칠 때에는 동맥의 벽을 손상시킨다. 손상된 부위에 지방분이 축적되고 이는 혈액의 흐름을 차단하는 결과를 가져온다.

이러한 변화가 곧 심장발작을 유발하는 원인이 된다. 고혈압상태가 지속되면 뇌혈관이 파손되어 뇌졸중을 일으키게 된다. 고혈압환자에게 나타나는 뇌출혈이나 혈관질환은 정상인에게 나타나는 것보다 4배나 더 많다.

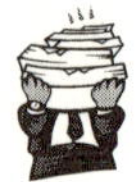

신장 이상에서 오는 극소수의 고혈압환자를 제외하고는 대다수의 고혈압환자의 발병원인은 확실하지 않다. 그러므로 그들을 본태성고혈압이라고 부른다. 고혈압의 원인을 나트륨과 칼슘의 과소, 호르몬의 이상에서 찾으려는 사람도 있다.

고혈압환자에게는 어떤 특성이 있는가? 이에 대한 해답 대신 한 사례를 소개하겠다.

그는 의사였다. 고혈압치료를 받기 위해 입원하기 5년 전에 그에게는 시력장애와 같은 고전적 임상증후가 있었다. 그는 담당의사의 처방에 따라 고혈압치료제를 복용하였다. 그 결과 그의 혈압은 크게 떨어졌으나 성욕이 감퇴되고 에너지손실감을 느끼는 부작용이 나타나기 시작하였다.

그 환자는 이혼하고 상당 기간이 지나서야 재혼하였다. 그는 재혼 직후 고혈압제지제를 지속적으로 복용한 결과 발기불능 상태에 빠지게 되었다. 이를 극복하기 위해 복용하던 약을 중단하였다. 이를 계기로 그는 다른 고혈압환자와 같이 매우 바람직한 생활을 할 수 있게 되었다. 그는 규칙적으로 운동하면서 조심스럽게 음식을 섭취하였다. 물론 담배는 피우지 않았다.

외관상 그의 신체적 조건은 매우 호전되어 보였다. 그러나 그의 혈압은 경계수준에 이르고 있었다. 그는 의사이기 때문에 고혈압에 수반되는 의학적 위협에 대한 충분한 지식을 가지고 있었다. 그는 고혈압과 관계되는 여러 가지 위험에 대해서도 잘 알고 있었다. 그는 일상경험을 통해 자신의 고혈압상태가 얼마나 위험한 상태에까지 이르고 있는지도 잘 알고 있었다.

처음 그의 혈압은 170/110으로 상당히 높은 편에 속하였다. 심장박동은 분당 90이었다. 그렇지만 그는 자신의 높은 혈압상태에 대해서는 전혀 함구하고 있었다. 그가 자신의 이혼에 대한 이야기를 할 때면 그의 혈압은 216/139까지 올라갔다. 그래서 그때부터 이혼에 대한 이야기를 중단하였다. 그리고는 컴퓨터추적을 통해서 혈압과 심장박동의 흐름을 주시하였다. 그는 약물을 사용하지 않고 혈압과 심장박동의 변화를 자유롭게 통제하는 방법을 썼다.

의사는 그를 조용한 방의 옆 테이블에 앉힌다. 테이블 위에는 컴퓨터가 놓여 있다. 치료자는 혈압측정기를 팔에 댄다. 그리고 환자로 하여금 10분간 조용히 앉아 있으라고 지시한다.

치료자는 컴퓨터키를 누른다. 환자의 혈압상태는 컴퓨터스크린에 나타난다. 그러면 치료자는 환자에게 어떤 이야기도 좋으니 자유롭게 이야기하게 한다. 그는 일기에 대해서도 이야기하게 한다. 그리고 나서 컴퓨터키를 누르게 한다. 이때 환자는 자신의 현재 혈압상태를 조용히 앉아 있을 때의 혈압상태와 비교해 본다. 그러면 혈압은 현저히 높아졌다는 것을 스스로 알 수 있다. 이때 의사는 약으로 그의 고혈압을 집중적으로 치료한다.

다시 의사는 환자로 하여금 조용히 하라고 지시한다. 3분간 조용히 있다가 다시 컴퓨터키를 누르게 한다. 그의 혈압은 정상으로 되돌아온다. 환자는 1주나 2주 마다 이와 같은 과정을 되풀이한다. 이 과정을 6개월간 지속한다. 환자로 하여금 그래프에 나타난 혈압변

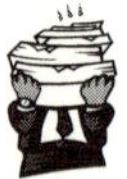

화를 주의 깊게 관찰하게 한다. 그것을 1분 전, 1주 전, 그리고 1개월 전의 혈압상태와 직접 비교해 보게 한다.

이와 같은 실험과정을 통해 환자는 말을 빠르게 할 때 혈압이 오르고 말을 느리게 할 때 혈압이 떨어진다는 사실을 스스로 알게 된다. 또 자신의 혈압이 오르기 전에 긴장된다는 것을 느끼게 된다.

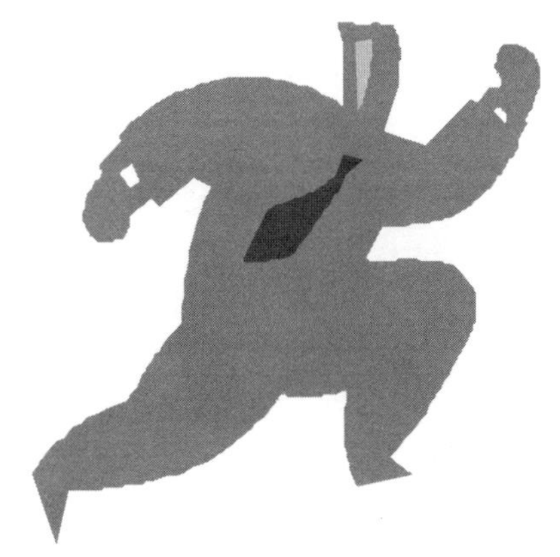

뇌는 변화에 잘 적응한다

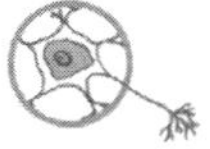

　　　뇌에는 말, 체온, 햇빛, 정서, 공기, 영양소 등에 대해 매우 다양한 정보를 저장·처리하는 기능이 있다. 또 뇌에는 환경변화에 스스로 적응하는 기능도 있다. 모든 생물체는 변화하는 환경에 적응할 수 있게 진화되었다. 그러나 그 기능은 무한한 것이 아니다. 그것은 적응에 필요한 행동양식 몇 가지에 한정되어 있다. 즉, 새는 날 수 있게, 또 연어는 본능적으로 제집으로 돌아갈 수 있게 진화되었으나 살아갈 콘도를 스스로 선택할 수 있을 만큼 진화되지는 못했다.

　사람의 적응형태에는 무엇보다도 다양하고 융통성이 있다. 그러므로 사람은 어디에 가도 쉽게 적응할 수 있고 친숙치 못한 곳도

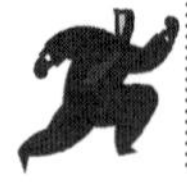 탐험할 수 있다. 그러므로 사람은 예기치 못한 도전을 받아도 그에 쉽게 적응할 수 있다. 우리의 삶은 질과 양의 측면에서 크게 변하고 있다. 달나라여행이 눈앞에 다가오고 있다. 이것은 우리의 조상들이 상상치 못했던 것이다. 우리는 새로운 여러 가지 도전과 물리적 위협을 슬기롭게 극복할 수 있다. 이것도 뇌의 활동이 없이는 이뤄질 수 없다.

현대인의 생활과정은 스트레스와의 전쟁이다. 현대인에게는 매우 능동적이며 정력적으로 보이는 면이 있는가 하면 매우 수동적이며 무기력해 보이는 측면도 있다. 현대인을 괴롭히는 것은 수없이 많다. 즉, 아파트열쇠를 분실하는 것과 같이 사소한 것부터 배우자와 사별하는 것과 같이 매우 끔찍한 것까지 다양하다. 이와 같은 스트레스는 우리를 심리적으로 괴롭히는 것으로 끝나지 않는다.

그것은 여러 가지 질병을 유발하는 원인으로도 작용한다. 스트레스에 의한 발병률은 병균에 의한 발병률보다 훨씬 높다. 스트레스에 의한 발병을 방어하기 위해서는 부정적인 스트레스와 변화를 슬기롭게 극복해야 한다. 그러나 스트레스는 단순한 환경의 사물만은 결코 아니다. 그것은 우리가 어떻게 지각하느냐, 그것을 어떻게 평가하느냐, 그것을 어떻게 극복하느냐에 따라 그 특성은 크게 달라진다.

스트레스가 건강에 미치는 영향은 환경적 요구와 그에 대한 적응양식에 따라 결정된다. 이 과정에서 뇌가 매우 중요한 역할을 한다. 스트레스에 직면하였을 때 쓰러지는 사람이 있는가 하면 그것을 슬기롭게 극복해 나가는 사람도 있다. 이것은 그의 환경적 요구와 그에 대한 대처능력의 균형상태에 의해서 결정된다.

우리가 성장하는 데에는 적절한 새로운 정보, 적절한 긍정적 변화, 그리고 적절한 도전이 필요하다. 또한 우리는 생활에 변화가 없으면 쉽게 권태감을 느끼게 된다. 이는 과도한 정보를 가졌을 때와 같이 스트레스를 유발하는 요인으로도 작용한다.

뇌에는 최적 정보의 세트포인트가 있다. 뇌는 유기체의 안정을 유지하기 위해 정보를 제어하는 경향이 있다. 정보의 양이 너무 적을 때에 정보의 양을 증대시키기 위해 뇌는 새로운 것을 탐지하기도 하고 새로운 감응을 추구하기도 한다. 이와는 달리 정보가 과중하게 많을 때에는 개체의 안정을 유지하기 위해 정보를 조절한다. 뇌는 정보가 많거나 도전을 받게 되면 그 적응기제도 곧 손상된다.

인간이 경험하는 스트레스의 기제는 심한 심리적 장애를 받고 있는 전투병사들의 특성에서 찾을 수 있다. 전투병사들이 전투에서 심한 스트레스를 받게 되면 심리적 기능이 저하되고 심하면 정신병으로까지 발전하게 된다. 이와 같은 증후를 1차대전 때에는 전쟁신경증, 2차대전 때에는 전쟁피로증, 그리고 월남전쟁 때에는 급성전쟁 반응으로 서로 다르게 불렀다.

전장의 병사들이 때로는 살인과 같이 극단적인 행동을 하는 경우가 있다. 병사들 가운데에는 동료가 심한 부상을 입고 고통받는 것을 목격한 후 삶에 대한 두려움으로 고통받는 사람도 있다.

스트레스를 유발하는 요인은 인위적 요인과 자연적 요인으로 구

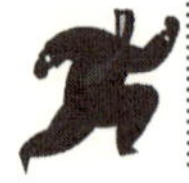

분된다. 화재, 홍수, 지진 및 토네이도 같은 천재지변은 스트레스를 유발하는 자연적 요인으로 구분된다. 토네이도는 인간에게 위험을 주고 인간의 환경을 크게 파괴시킨다. 이들이 스트레스를 유발하는 것은 사실이지만 이들은 다분히 인위적으로 통제가능한 것이기 때문에 손상의 정도는 별로 크지 않다.

외적 변화는 개인에게 큰 변화를 주지 못한다. 왜냐하면, 우리의 신체는 불안정한 외부 세계에 효과적으로 반응할 수 있는 구조를 갖고 있기 때문이다. 이미 오래 전에 인간의 생활변화와 질병은 밀접한 관계가 있다는 점, 즉 사람은 큰 변화를 겪고 나면 병에 걸리기 쉽다고 주장하는 사람들이 많이 있었다.

1960년대 초 Thomas Holmes는 Richard Rahe와 공동으로 주요 생활변화를 체크하는 척도를 개발하였다. 이 척도는 자기 자신이 지난 몇 해 사이에 경험한 일을 스스로 점검해 보는데 매우 광범위하게 사용된다. 생활사건은 긍정적 생활사건, 부정적 생활사건 및 중성적 생활사건으로 구분된다. 전자에는 결혼, 휴가, 업적, 성취 등이, 그리고 후자에는 이혼, 가까운 친구의 사망, 그리고 투옥 등이 각각 포함된다. 그리고 중성적 생활사건에는 갑작스런 작업시간의 변경, 레크리에이션기회 박탈, 가족모임 기회박탈 등이 포함된다.

이 평가과정 중 자신이 경험한 생활에서 얼마나 큰 스트레스를 받았는가를 평가하기란 매우 어렵다. 이를 해결하기 위해 생활변화치를 사용한다. 이 생활변화치는 결혼과 같은 긍정적 생활경험의 생활변화치를 50으로 잠정적으로 정해 놓았다. 생활경험의 상대적 등위는 동일한 생활경험이라도 문화에 따라 다르다. 미국, 유럽과 일본사람들의 상대적 지위는 서로 다르다.

가족의 건강변화경험을 두고 생각해 보자. 문화적 배경에 따라 생활변화치는 서로 다르다. 미국, 유럽, 일본사람의 생활변화치는 각각 11, 20, 그리고 9로 크게 다르다. 이와는 달리 배우자의 사망과 같은 부정적 생활경험은 문화적 배경과 무관하게 다른 생활경험보다 월등하게 스트레스수준이 높다.

생활변화치에 따라 지난 1년 동안에 경험한 스트레스의 정도를 판단할 수 있다. 일반적으로 생활변화치가 150~155일 때에는 가벼운 스트레스, 200~299일 때에는 약간 무거운 스트레스, 그리고 300 이상일 때 고도의 스트레스를 받는 것으로 평가된다. 이와 같은 판단은 매우 주관적인 것으로 신빙성이 크게 문제가 되는 때가 있다.

생활변화치가 높은 사람은 그 점수가 낮은 사람에 비해 더 빈번한 교통사고를 내는 경향이 있다는 연구결과가 있다. 일상생활에서 심한 스트레스를 받는 사람일수록 인플루엔자, 심장병, 당뇨병, 류머티스성관절염, 정신분열증, 정신신체적 증후 및 우울증과 같은 질병을 더 많이 앓게 되며 여자의 경우는 임신하기가 어렵다.

초기의 연구를 바탕으로 많은 전문가들은 사회적 안정과 건강과는 밀접한 관계가 있다고 주장하였다. 그러나 이 측정척도가 가지는 타당성을 생각해 볼 필요가 있다. 또 다른 문제도 있다. 즉 배우

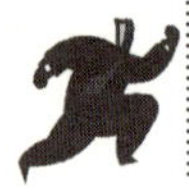

자의 사망에 의해 남자가 받는 영향과 여자가 받는 영향은 크게 다르다. 가족사망에 의해 받는 영향도 미국사람이 받는 것과 유럽사람이 받는 것이 크게 다르다. 유럽사람들에 비해 미국사람들은 가족사망에 의해 보다 더 큰 부정적 영향을 받게 된다.

우리에게는 건강을 지키는 많은 기제가 있다. 병원균을 방어하는 면역기능이 있는가 하면 주위환경의 변화를 방어하는 뇌조직이 있다. 생활사건과 건강의 상호작용과정은 매우 복잡하다. 가족사망과 같은 부정적 생활사건은 질병유발의 원인으로 작용하나 긍정적 생활사건은 질병유발의 원인으로 작용하지 않는다.

생활사건의 변화가 반드시 건강을 해치는 요인이 되지 않는다. 기대했던 일이 성취되지 않으면 큰 스트레스를 받게 된다. 결혼할 것으로 기대했으나 그것이 성사되지 않아도 그것이 건강을 해치지는 않는다.

천재지변, 실직, 이혼 등은 매우 심한 스트레스를 주는 부정적 생활사건으로서 이는 일상생활에서 겪는 헤슬과는 구별되어야 한다. 교통이 혼잡하다, 직장동료와 말다툼을 한다, 물건을 놔둔 곳이 확실하지 않다, 체중이 증가한다, 그리고 일이 잘 풀리지 않을 때 우리는 좌절감을 느끼고 안절부절 못하게 되는데 이것이 곧 헤슬이다. 이 헤슬의 정도에 의해 개인의 정신적·신체적 증후와 신체적 증후가 보다 정확하게 진단될 수 있다.

스트레스 그 자체만으로는 발병예측이 불가능하다. 왜냐하면 긍정적 생활경험이나, 긍정적 의미가 내포된 업리프트 생활경험에

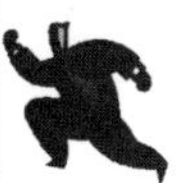

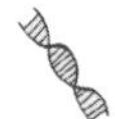

뇌에는 매우 다양한 정보를 저장·처리하는 기능이 있다.
또한 환경변화에 스스로 적응하는 기능도 있다.
모든 생물체는 변화하는 환경에 적응할 수 있게 진화되었다.

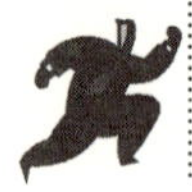

의해 부정적 생활경험이 상쇄되기 때문이다. 매우 활동적인 사람은 많은 헤슬을 경험하기도 하지만 많은 즐거움도 얻을 수 있다. 올림픽참가를 목표로 맹연습하는 육상경기 선수의 경우를 생각해 보자. 맹연습 그 자체는 헤슬임이 틀림없지만 새로운 기술을 습득하게 되면 그것은 곧 큰 즐거움이며, 이에 의해 자신이 경험한 헤슬은 그에 의해 상쇄될 수 있다.

긍정적 생활경험을 평가하는 업리프트의 수준은 라자루스와 그의 동료들이 개발한 척도에 의해 평가된다. 나이와 직업에 따라 그들이 겪는 헤슬과 업리프트의 수준도 크게 다르다. 대학생들은 학업과 사회적 문제에 대해 이와는 달리 중년층은 쾌감추구, 가족생활에서의 쾌감추구, 그리고 건강문제에 대해 보다 많은 관심을 갖는다. 그러므로 그들이 경험한 헤슬과 업리프트의 수준은 크게 다를 수밖에 없다.

헤슬이나 업리프트에도 생리적 기제가 있다. 교통신호에 막혀서 비행기탑승 시간에 맞추지 못할 것 같이 생각될 때 손에서는 땀이 나고 심장고동이 빨라지고, 위가 요동하며, 그리고 정신이 바짝 난다.

스트레스개념을 주창한 한스 세일는 1920년대, 즉 그가 의과대학 학생시절에 이런 주장을 했다. 즉, 환자의 질병은 급격한 변화에 대한 생리적 반응에 지나지 않는데, 이것이 곧 일반적응증후이다. 이 증후군은 세 단계로 구성되었다. 첫째 단계는, 응급단계 혹은 경보반응 단계로서 개체로 하여금 도피나 혹은 투쟁준비를 시키는 단계이다.

둘째 단계는, 저항단계로서 정보반응과 관계되는 모든 생리적 변화가 역전되어 유기체는 스트레스원에 대한 저항능력이 크게 증가한다. 예를 들면, 쥐를 추운 곳에 5주 가량 놓아두면 추위에 대한 저항력이 생겨서 정상실내에서 같은 기간 지냈던 쥐보다도 추위에 더 잘 견디어 낼 수 있다.

셋째 단계는, 고갈의 단계로서 신체의 적응능력이 완전히 소실된 단계이다. 쥐가 추운 환경에서 수개월 생활하게 되면 추위에 대한 저항력이 크게 떨어져서 추위를 감내하는 능력이 떨어져서 병에 걸리거나 죽게 된다.

우리 주위에는 자신도 스트레스의 생리적 기제에 대해 해박한 지식을 가진 사람이라고 자부하는 사람이 적지 않다. 그러나 그들의 지식은 극히 초보적인 수준에서 크게 벗어나지 못하고 있는 것 같다. 이와 같은 사실은 응급반응에 대한 지식수준에서도 잘 알 수 있다. 사실 응급반응은 교감신경계통에 의해 매개된다. 그 시냅스가 심장고동을 촉진시키며 말초혈관은 활동을 억제한다.

이 시냅스의 기본신경 전달물질은 에피네프린과 노르에피네프린이다. 이는 교감신경계통이 부신골수를 자극하여 생긴 분비물이다. 만일 응급반응이 일반적응증후가 나타나기까지 장시간을 요하게 되면 시상하부는 뇌하수체를 자극하여 부신피질자극 호르몬을 분비시킨다. 부신피질자극 호르몬은 다시 부신피질을 자극하여 부신광성 피질양호르몬과 부신광성 피질성 스테로이드군을 분비시

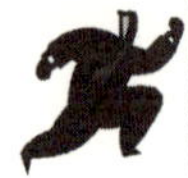

킨다.

만일 부신광성 피질성 스테로이드군이 다량 분비되면 개체는 스트레스와 투쟁한다. 이 호르몬에는 면역계통을 자극하여 스트레스원을 공격하는 기능이 있다. 만일 부신광성 피질성 스테로이드군이 충분히 분비지 못하면 개체는 스트레스원과 공존하기로 결심하게 된다.

스트레스가 반드시 발병원인으로만 작용하지 않는다는 것까지도 이해할 필요가 있다. 스트레스를 받은 사람으로 발병되는 사람은 약 30%에 지나지 않는다. 이와 같은 사실을 밝히기 위해 Selye는 스트레스를 디스트레스와 유스트레스로 구분하였다.

디스트레스의 '디스'에는 라틴어의 '나쁘다'는 뜻이 함유되어 있고 유스트레스의 '유'에는 희랍어의 '좋다'는 의미가 각각 내포되어 있다. 두 스트레스가 주는 생리적 영향은 유사하다. 그러나 일반적으로 유스트레스에는 디스트레스에 비해 그 유해성이 낮다.

이제 스트레스의 개념은 수정될 필요가 있다. 스트레스의 효과는 스트레스원의 본질, 예를 들면 그 형태, 빈도, 지속기간 및 강도에 따라 달라진다. 또 스트레스는 스트레스원으로부터 위협받는 것으로 생각하느냐 혹은 그에 도전하느냐에 따라 그 효과는 크게 달라진다. 이러한 관점에서 볼 때 뇌에는 세트포인트가 있음이 분명하다. 체중도 세트포인트에 의해 결정되는 것과 같이 스트레스의 세트포인트는 개체의 최적감을 자극하는 정보자극과 그 변화 등을 의미한다.

사람마다 섭취하는 음식의 양과 운동량이 다른 것과 같이 그들이 필요로 하는 자극도 크게 다르다. 베토벤의 음악도 듣는 사람에 따라 각각 다르다. 어떤 사람에게는 최고의 질이 높은 선율로 들리지만 어떤 사람에게는 혐오감을 주는 소음으로 들릴 수도 있다. 체중의 세트포인트는 고정된 것이 아니다. 그것은 평생을 두고 변하는 것과 같이 스트레스의 세트포인트도 평생을 두고 변한다.

지나치게 많은 자극을 받는 것은 분명 스트레스로 작용하지만, 자극을 전혀 받지 못하는 것도 스트레스로 작용한다. 혼자서 독방에서 생활하는 것은 일종의 고문이다. 중세기에는 성주가 성지기에게 많은 급료를 지불하면서 성을 지키게 하였지만 그 자리를 원하는 사람은 많지 않았다. 굶어서 죽는 일이 있어도 그 자리는 지킬 수 없다는 것이 그들의 주장이었다. 이것을 보면 적절한 사회적 접촉은 사람에게는 가장 기본적 욕구라는 사실을 쉽게 이해할 수 있다.

뇌는 우리가 안정감을 유지하는 데 필요한 만큼의 정보를 유지한다. 뇌의 정보가 과다하거나 그것이 부족하면 우리는 건강을 잃게 된다. 뇌가 적절한 수준의 자극을 받지 못하면 우리는 권태감을 느낀다. 뇌가 진화하면서 정보를 다스리는 기능도 점차적으로 다양해졌다.

피질계통과 피질하계통에는 여러 가지 다양한 정보를 수용하고, 이해하며, 그리고 그것을 일정한 체계에 따라 조직하는 기능이 있다. 개인의 두뇌발달은 평생을 두고 매우 유사한 형태를 유지한다.

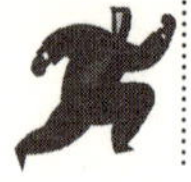

아이가 5세가 되면 문자의 의미를 이해한다. 이 문자가 결합하여 단어가 된다. 그 단어가 결합하여 문장이 된다. 문장이 결합하여 한 문단을 이루며, 이 문단이 결합하여 논문이나 책자가 된다. 아이의 나이가 많아짐에 따라서 신문도 읽을 수 있게 되고 신문의 내용도 정확하게 파악할 수 있게 된다.

인간의 뇌는 성숙하고 발전함에 따라 새로운 사실을 발견하는 능력이 매우 크게 증가하는가 하면 곧 싫증을 느끼게 된다. 경험이 풍부한 사람의 뇌는 지속적으로 정신의 균형을 유지하고 안정성을 유지하려고 하는 경향이 있다. 뇌가 적절한 자극을 받지 못할 때 개체는 안정감을 상실한다. 이를 방지하기 위해 우리는 꾸준히 변화와 자극을 추구한다. 그러므로 꾸준히 변화를 추구하고 아울러 어떤 자극을 받고자 한다.

변화를 추구하고 자극을 받으면 적응에 큰 도움이 된다. 자기 스스로 어떤 자극을 받고 싶어 하는 욕구는 여러 가지 형태로 나타난다. 예술적 업적을 남기는 것도 그 하나이다. 이것은 극히 정상적인 과정이다. 이와는 달리 스릴을 추구한다든지, 과속으로 운전도 해보고 싶어 하는 경우도 있는데, 이는 부정적 과정이다.

경험이 많은 사람의 뇌가 받아들이는 감각정보의 양은 많지 않다. 왜냐하면, 그들의 뇌는 한정된 정보만으로도 매우 정확한 판단이 가능하기 때문이다. 배우자의 기분상태는 그의 사소한 표정으로도 잘 알 수 있다. 남의 집을 방문하였을 때 주인의 말 몇 마디만 들어 보아도 주인이 자기의 방문을 반기는지 아니면 달갑게 여기지 않는지는 쉽게 알 수 있다.

뇌에는 성장하면서 세계를 자기에게 유리하게 조직하는 기능도 있고 자신에게 불필요한 것은 제거하는 기능도 있다. 이와 같은 기능은 출생 수개월 후부터 발달하기 시작한다. 생후 1개월 후에도 뇌는 자극을 추구하고 받은 자극을 단순화시킬 수 있다. 이 단계에서는 많은 것을 수행하려고 시도하지 않는다. 나이가 증가하면서 더욱 많은 자극을 필요로 한다. 어린 아이들은 친숙하지 못한 자극을 받으면 깜짝 놀란다. 그들은 친숙한 것을 반복하는 것을 더 좋아한다.

유아의 세계는 성인의 세계에 비해 조직수준이 떨어지고 불안하다. 유아의 감각기능은 출생 당시 비교적 일찍 발달되지만 그 안정성은 성인에 비해 크게 떨어진다. 유아의 세계는 성인의 세계에 비해 단순하기는 하나 무질서한 것은 아니다. 신생아의 기능도 생물학적으로 성인과 직접 비교되지는 않으나 극히 제한된 범위 내에서는 만족스럽게 그 기능을 수행할 수 있다. 신생아에게는 자기와 가까이 있는 물건과 멀리 있는 물건을 분간할 수 있는 기능도 있고 주위에 있는 사물을 조직하는 능력도 있다.

신생아는 출생시에는 약 10인치 떨어진 거리에 초점을 맞출 수 있다. 즉, 어머니의 젖가슴이나 얼굴에 초점을 맞출 수 있다. 후에 시영역이 점차적으로 넓어진다. 신생아도 성인과 같이 많은 변화와 자극을 추구하고 새로운 환경을 탐색하려는 경향이 있다. 이것은 선천적으로 타고난 특성이다. 이와 같은 특성은 사람마다 다르

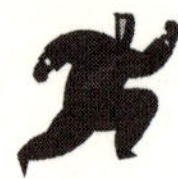

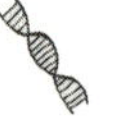

뇌가 적절한 자극을 받지 못하면 건강에 큰 부정적 영향을 준다

고, 같은 사람의 경우일지라도 시간마다 다르다.

변화가 없고 꽉 짜인 조직에 얽매이게 되면 안절부절하지 못하게 되고 만사에 곧 싫증을 느끼게 된다. 그는 변화를 추구하고 새로운 것을 창출해 보고 싶어 하는 욕구가 강해진다. 이것이 곧 호기심과 탐험심을 자극한다. 우리는 자극을 받을 수 있는 환경을 탐색한다. 동물들도 호기심이 있다. 원숭이는 말할 것도 없고 쥐도 호기심을 충족시키기 위해 여러 가지 활동을 한다.

호기심은 정신활동을 유발하며, 이는 우리에게 자극을 준다. 그러나 각성수준이 잠들기 직전의 상태와 같이 낮은 상태, 즉 따분하게 느껴지는 상태에서는 과업수행 수준은 올라가지 않는다. 이와 같이 각성수준이 지나치게 높을 때 혹은 안절부절하지 못할 때에도 과제수행 수준은 떨어진다.

우리에게는 최적 각성수준이 있다. 이를 설명하기 위해서 심리학자들은 역전된 U-곡선이라는 용어를 쓴다. 최적 각성수준은 반응영역의 중간지점을 지칭한다. 라디오음량을 높여 놓지 않으면 공부에 열중할 수 없는 사람이 있는가 하면, 사소한 방해만 받아도 일에 열중할 수 없는 사람이 있다. 이들에게 공부에 열중하게 하고 일에 열중하게 하기 위해서는 라디오음량을 높이고 방해물을 제거할 필요가 있다: 이것은 모두 각성수준을 최적수준으로 조정하기 위한 것이다. 이 최적각성 수준은 체내의 피드백과정에 의해서 유지된다.

사람마다 기분을 좋게 해주는 자극수준이 크게 다르다. 이는 사

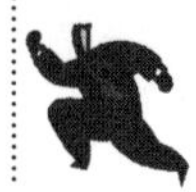

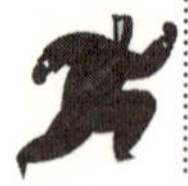

람마다 선호하는 소리의 볼륨이 다르고, 사람마다 음식에 소금을 넣는 양이 다른 것과 똑같다. 감각박탈 상태에 이르게 되면 그는 곧 자극을 추구하게 된다. 그는 여기저기 방황하기도 하고 손을 비비기도 한다.

개체가 자기 스스로 적절한 자극을 받지 못하게 되면 지적 능력이 떨어지고 협동능력이 떨어진다. 경우에 따라서는 환각이 따르기도 한다. 감각박탈 상태는 긴장이완을 위해, 또 금연진료소에서 치료효과를 높이기 위해 인위적으로 조작한다. 갑작스런 환경변화는 어떤 기대를 갖느냐에 따라 그에 따른 변화가 다르게 나타난다. 권태감에는 병적인 기능도 있지만 우리에게 도움을 주는 긍정적 기능도 있다. 명상법은 수세기 동안 외부환경에서 오는 주의를 산만케 하는 요인을 단절시키는 수단으로 활용된다.

사람에 따라 감각적 자극을 낮추려고 시도하는 사람이 있는가 하면 그것을 높이려고 시도하는 사람도 있다. 감각적 자극을 높이려고 하는 사람은 롤러코스터를 타기도 하고 빠른 속도로 차를 몰기도 하며, 맵고 짠 음식을 즐겨 먹기도 하고, 공포영화 감상을 즐기기도 한다.

뇌는 발달하고 성장하고, 그리고 그 조직을 유지하기 위해 지속적인 자극을 필요로 한다. 뇌는 안정되고 고정된 조직이 아니다. 그것은 변화하는 세계에 적응하기 위해 지속적으로 노력한다. 이 과정을 통해 신경조직에 변화가 생긴다. 뇌 속에 있는 신경전달 물질의 농도는 음식물 섭취 후에 급작스럽게 변화한다. 계란을 먹고 나면 뇌 속의 아세틸콜린의 수준이 크게 증가한다. 카보하이드레이트성분이 많은 음식을 섭취한 후에 뇌에는 세로토닌의 공급이 증가한다. 신경전달 물질은 공기 속의 작은 이온의 변화에도 예민하게 반응한다.

중유럽이나 남캘리포니아 산타아나 지방에서 일어나는 덥고 건조한 열풍은 불안정감, 두통 및 호흡기곤란과 같은 장애를 유발한다. 이와 같은 기후콤플렉스가 심해지면 폭동을 일으키기도 하고 자살을 하기도 한다.

기후에 대해 예민한 사람에게서 나타나는 증후는 공기 속의 정적 대전이온 전위현상과 똑같다. 이와는 달리 부적 대전이온 전위는 우리의 기분을 상쾌하게 하는 좋은 자극제이다. 큰 폭포 주위, 맑은 산 공기, 해변에는 부적 이온이 많으나 인구밀집 도시나 폐쇄된 공간에서는 그것이 부족한 공기이온의 미세량은 뇌의 화학적 기능과 성장에 직접적인 부정적 영향을 준다. 부적 이온은 기분을 이완시키고 신경전달 물질의 일종인 세로토닌분비를 촉진시킨다.

뇌는 빛에 대해서도 예민하게 반응한다. 우리는 햇볕이 있을 때와 그것이 없을 때 서로 다른 기분변화를 경험할 수 있다. 햇볕이 쨍쨍 비치는 청명한 날에는 기분이 좋고 정력이 솟는 것과 같은 기분을 느끼게 되는데, 이와는 달리 음침한 날에는 기분도 우울해진다. 햇볕에 과민한 사람은 햇볕에 노출되는 시간에 변화가 오게 되면 기분에도 큰 변화가 온다.

63세의 한 과학자의 경우를 생각해 보자. 그는 35세 때 우연히

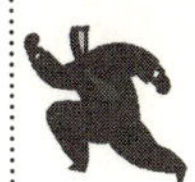

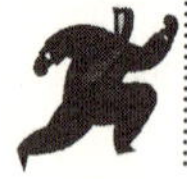

설명이 불가능한 우울증을 경험하였다. 그 후 여러 해에 걸쳐 매년 심한 우울증을 겪게 되었다. 매년 6월 말이면 어김없이 우울증에 빠지게 된다. 그는 심한 불안을 느끼고 일할 의욕을 상실하게 되고 대인접촉이 두려워졌다. 사고기능이 악화되고 정력이 심하게 악화되었다. 깊은 잠을 이루지 못하며 잠자리에서 일어나기가 매우 어렵게 되었다. 그의 우울증은 1월 말까지 지속되다가 갑자기 경조증으로 돌변했다. 정력이 치솟게 되고 그의 취침시간은 하루에 2~3시간에 불과했다. 여러 가지 종류의 약을 복용해도 상태는 크게 호전되지 않았다.

29세의 한 부인은 매년 겨울이 되면 우울해지다가 봄이 되면 경조증에 빠져 기분이 매우 좋아진다. 그녀의 증후는 그의 거처와 밀접한 관계가 있다. 즉, 그가 최북단에 거주하고 있을 때에는 연초에 우울증이 시작되어 장기간 지속된다. 그가 자마이카에 머물고 있는 동안에는 우울증의 증후가 전혀 나타나지 않다가 다시 최북단에 돌아왔을 때에는 그 증후가 다시 나타났다.

이들 환자는 계절성 정신장애로 진단된다. 이 장애가 학계에 알려진 것은 별로 오래 되지 않는다. 그러므로 환자를 찾아보기도 쉽지 않다. 이 장애의 발병연령은 20~30세이다. 이 장애는 뇌에 직접 쪼이는 햇볕의 양과 직접적인 관계가 있다. 북반구에서는 우울증이 9월과 10월 사이에 발병하여 3월까지 지속된다. 칠레의 어느 환자는 6월과 9월 사이에 우울증이 나타나는데, 이때가 남반구에서는 겨울철이다.

미국립건강연구소 Norman Rosenthal은 이들을 치료하는 새로운 방법을 개발하였다. 이들 환자의 증후를 햇볕결핍에 대한 직접적인 반응으로 생각하고 이들에게 햇볕치료법을 사용하였다. 치료자는 환자에게 새벽과 해진 후 각각 3시간씩 밖에 앉아 있게 하였다. 통제집단에게는 같은 시간 희미한 노랑빛을 쪼이게 하였다.

고광도 햇볕치료 효과는 항우울제에 의한 치료효과와 같았다. 이 치료효과의 기제는 아직 확실하게 밝혀진 것이 없으나 송과선이 햇볕에 대해 예민하게 반응한 결과가 아닌가 추측되기도 한다. 이와 같은 계절성 정신장애는 햇볕과 깊은 관계가 있는 것이 한 특징이다.

시각적 자극도 건강에 큰 영향을 준다. 이와 같은 사실은 방광수술을 받은 환자 46명을 연구대상으로 한 델아웨어 대학교 Roger Urlrich 박사의 연구결과에서 밝혀졌다. 그는 반수의 환자를 나무숲이 환히 보이는 입원실에 입원시키고 나머지 반은 붉은 벽돌벽만 보이는 병실에 입원시켰다. 전자, 즉 나무숲이 보이는 병실에 입원한 환자는 수술 후에 부정적 평가를 거의 받지 않았고 통증을 다스리기 위해 진통제를 복용하는 일도 거의 없었다. 또 그들에게는 수술후유증이 거의 나타나지 않았다. 이것을 보면 자연수목 환경에는 붉은 벽돌환경보다 훨씬 더 큰 치료효과가 있다는 것을 쉽게 이해할 수 있다.

언어정보도 간접적으로 마음 속에 깊이 스며든다. 수면상태에 있는 뇌도 유의미한 소리는 들을 수 있다. 주위에서 자기 이름을

부르면 그것에 주의하지만 다른 사람의 이름을 부르면 그것에 전혀 주의를 하지 않는다. 잠자는 사람이 녹음된 자기 이름을 들으면 피질에 큰 반응이 오나 녹음된 다른 사람의 이름은 피질에 아무런 변화도 주지 않는다.

뇌도 근과 같이 수축되기도 하고 성장하기도 한다. 캘리포니아 대학교 Marion Diamond의 실험결과를 보자. 뇌가 적절한 자극을 받지 못하면 피질이 크게 수축된다. 이와는 달리 스트레스에 의해 지나치게 많은 자극을 받게 되면 신경계통이 일그러진다. 이와 같은 사실은 뇌가 적절한 자극을 받지 못하면 건강에 큰 부정적 영향을 준다는 H. B. Andervont의 실험결과와 완전히 일치한다. 그는 5주에서부터 12주까지 성장기간이 서로 다른 쥐를 서로 다른 우리에 격리시켜 사육하였다. 이 결과 유방암은 8마리가 한 우리 속에서 성장한 쥐에서보다 일찍 발병하였다는 사실이 발견되었다.

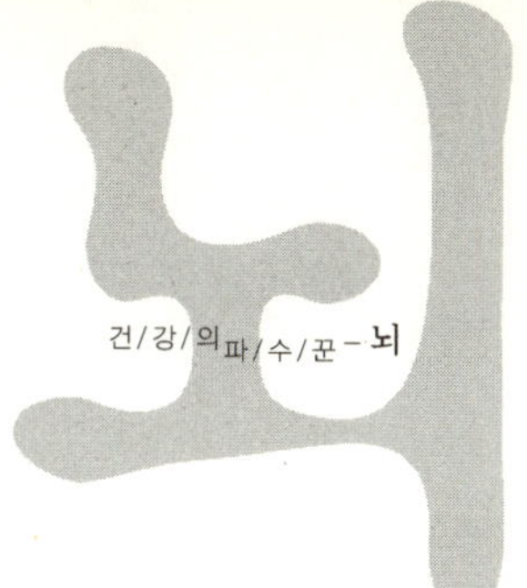

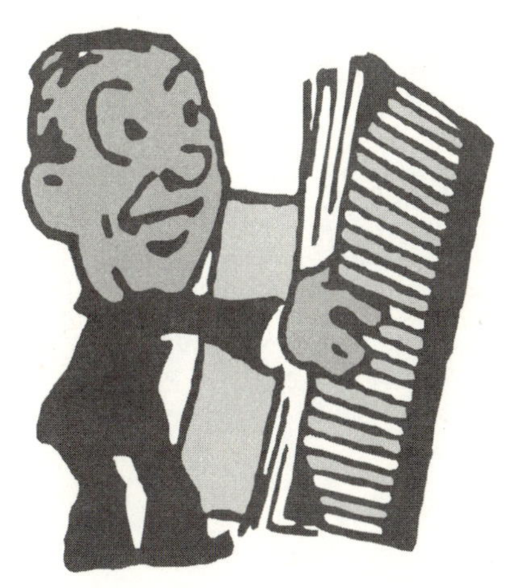

건강을 위한 심리학자의 조언 몇 가지

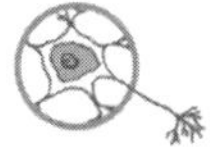

인류의 역사는 위협으로 점철되어 왔다. 20세기 초반에는 치명적인 병균의 위협을 받았고, 20세기 후반부터는 스트레스의 위협을 받고 있다. 현재 우리가 받고 있는 스트레스는 매우 다양하다. 크게는 결혼생활의 부조화와 배우자와의 사별부터 작게는 사소한 자동차고장과 장시간 지속되는 교통혼잡 등이 있다.

스트레스는 사소한 것이라도 우리 생활에 부정적 영향을 주고 더 나아가서는 질병에 대한 저항능력을 손상시킨다. 스트레스는 하찮은 감기로부터 치명적인 암이나 심장발작과 무관하지 않다. 우울증도 스트레스와 밀접한 관계가 있다. 그러나 스트레스만이 유일한 발병원인이라고는 단정지을 수 없다. 왜냐하면 이와 같은

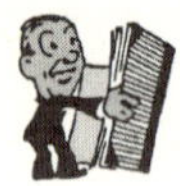

주장은 스트레스를 받았지만 질병에 걸리지 않는 이유, 두 사람이 동일한 스트레스원에 직면하여 서로 다르게 반응하는 이유, 효과적으로 극복하는 사람과 그렇지 못한 사람의 특성을 설명할 수 없기 때문이다.

전문가들 가운데 우리에게 이렇게 충고하는 사람이 있다. 즉, 건강을 지키기 위해서는 스트레스원이 무엇인가를 인지하여 그것을 피하라. 그러나 이는 분명히 스트레스를 극복하는 데 아무런 도움이 되지 못한다. 우리에게는 변화와 도전이 필요하다. 그 과정에서 많은 스트레스를 받는다. 그러나 건강은 손상되지 않는다. 도리어 보다 기운이 넘치고 건강상태가 호전된다.

사실 주요 생활경험과 발병과의 관계를 예언하였을 때 적중확률은 15%밖에 되지 않는다. 이와 같은 사실이 갖는 의미는 무엇인가? 여기에는 심한 스트레스를 받지 않는 사람의 건강도 쇠퇴할 확률이 높다는 의미가 내포되어 있다. 더 재미있는 사실은 큰 변화를 겪고 도전을 받아도 건강하게 생활하는 사람이 많다는 의미도 내포되어 있다는 점이다. 우리에게는 변화나 도전을 극복하는 데 필요한 큰 힘이 있다는 점을 한시도 잊어서는 안 된다. 이 힘은 5억 년 이상에 걸쳐 진화·발달된 신경회로로 구성되어 있다.

우리는 질병치유에 더 많은 관심을 가질 필요가 있다. 스트레스원은 물리적인 것이나 심리적인 것이거나 도피-투쟁 반응을 일으킨다. 이 반응이 너무 빈번하거나, 강도가 심하거나 혹은 장기간 지속될 때에는 두통, 불면증 및 요통과 같은 다양한 증후가 나타나게 된다. 심한 경우에는 심장병이나 궤양과 같은 질병을 유발하는 원인이 되기도 한다.

스트레스원과 질병과의 연쇄관계는 매우 유동적이다. 즉, 스트레스원에 직면하였을 때 불안을 느끼거나 유해한 반응을 하지 않고 그것을 성공적으로 극복할 수 있는 사람이 있는가 하면 그렇지 못한 사람도 있다. 이것은 무서운 사자가 자기 앞에 나타났을 때 일반 사람들이 그에 반응하는 것과 조련사가 그에 반응하는 것이 크게 다른 것과 같다.

스트레스를 효과적으로 극복해 나가는 사람들에게는 그들 특유의 성격특성이 있다. 심리적 내구성이라는 성격특성은 그 가운데 하나이다. 내구성수준이 높은 사람은 자기 주위에서 일어나고 있는 일에 방관하지 않고 직접 관여해서 해결하려고 한다.(관여) 목적달성을 위해 환경에 통제를 가하려고 한다.(통제) 자신의 성장을 위해 과감히 도전을 시도한다(도전).

사회심리학자 Suzanne Kobasa와 그의 동료들은 일리노이 주에 있는 벨 전화회사의 중견 및 고위층간부 사원을 대상으로 일련의 실험을 하였다. 이 회사는 AT & T의 한 자회사로서 구조조정을 단행하는 시기였다. 이것은 사원들에게 매우 심한 스트레스로 작용하였다.

연구자들은 700여 명의 간부사원들에게 지난 3년 간 자신들이 경험한 스트레스와 현재 앓고 있는 질병을 기술하게 하였다. 연구자들은 스트레스수준이 유달리 높은 200명을 선정하여 보다 세밀

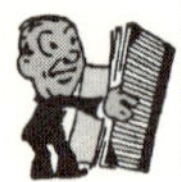

하게 건강상태를 조사하였다. 그들의 약 반수는 심한 질병을 앓고 있었고, 나머지 반수의 건강상태는 매우 양호하였다.

여기에서 높은 스트레스-높은 질병 간부사원과 높은 스트레스-낮은 질병 간부사원의 특성 차이가 분명히 드러났다. 즉, 그들의 수입, 지위, 교육수준, 연령, 인종특성, 종교의 특성은 매우 유사하였다. 그러나 그들의 자신에 대한 직위와 주변인물에 대한 태도 등에서 큰 차이가 있다는 사실이 발견되었다. 높은 스트레스-낮은 질병 간부사원의 심리적 내구성은 높다. 그들은 자아, 일, 가족 및 가치가 있는 일에 관심을 가진다. 자신의 생활에 대한 통제감이 있다. 자기의 생활은 변화를 위협으로 여기지 않고 그것을 하나의 도전으로 생각하는 경향이 있었다.

심리적 내구성의 수준이 높은 사람은 안정보다는 변화를 추구하는 경향이 있다. 이들은 변화를 위협이라고 보기보다는 성장을 위한 좋은 기회로 생각하는 경향이 있었다. 그들은 신기성을 추구하고 융통성있게 사고하며 뚜렷한 목적을 가지고 인생의 문제를 추구한다. 도전에 직면하였을 때에는 경제적 안정성을 희생하는 성향이 뚜렷하였다.

이와는 대조적으로 높은 스트레스-높은 질병 간부사원의 심리적 내구수준은 낮다. 이들은 심한 소외감과 무기력감을 느끼고 있다. 변화에 대한 두려움이 강하다. 심리적 내구성의 수준이 낮은 사람은 매우 운명론자이며 사람들과 친근하게 되는 것도 필수적인 것으로 생각하는 경향이 있었다.

　어려운 문제에 부딪쳤을 때 심리적 내구성수준에 따라 그것을 이해하고 극복하는 방법이 다르다. 즉, 실직했을 때 내구성수준이 낮은 사람의 경우 실직은 자기의 무가치성을 확인해주는 것이라고 생각한다. 이와는 달리 내구성수준이 높은 사람은 실직을 자기의 능력에 보다 적합한 일을 찾을 수 있게 하는 기회가 주어진 것으로 생각하고 그것을 극복하려고 노력하는 경향이 있다. 이와 같은 사고와 행동의 차이는 잠재적 스트레스에 대한 반응에서도 크게 달라질 수밖에 없다. 내구성수준이 높은 사람은 좀처럼 스트레스 반응을 일으키지 않는다.

　내구성수준과 건강과는 밀접한 상관관계가 있다. 이와 같은 사실을 입증하는 실험결과가 있다. 실험자는 250여 명의 회사간부들을 2년 간격으로 3회에 걸쳐 추적·연구하였다. 이 과정에서 도전성·참여성·통제성과 같은 내구성의 특성을 측정하였다. 그 결과에 따라 스트레스를 받은 간부사원 가운데 질병으로 건강을 상실하게 될 사람과 건강을 유지할 사람이 정확하게 구분될 수 있었다.

　내구성수준이 높은 간부사원의 1/2이 건강문제를 호소하였다. 이와 같은 사실은 법관과 군장교에서도 쉽게 발견할 수 있었다. 군장교에 대한 연구에서는 흥미있는 사실이 발견되었다. 즉, 관여와 통제요인의 수준이 높은 장교는 스트레스를 효과적으로 극복하고 건강을 유지할 수 있으나 도전요인의 수준이 높은 장교는 자주 건강문제를 호소하는 경향이 있었다.

　스트레스로부터 우리를 보호하는 것은 내구성만이 아니다. 부모

로부터 물려받은 체질, 신체적 운동 및 사회적 지지의 감정에도 사람을 스트레스로부터 보호하는 기능이 있다. 이와 같은 사실은 Kobasa와 그의 동료들이 벨 회사에 근무하는 간부사원의 가족을 대상으로 그들의 암, 심장병 및 류머티즘 관절염과 같은 가족사를 자세히 조사한 결과에서 밝혀졌다. 이 결과에서 가족의 건강문제를 호소하는 사람일수록 빈번히 자신의 건강문제도 호소하는 경향이 있다는 사실이 밝혀졌다. 그러나 우리는 여기서 생물적 요인이 곧 숙명적인 것은 아님을 이해할 수 있다. 다만 내구성수준이 높은 사람은 그 수준이 낮은 사람에 비해 보다 효과적으로 스트레스를 극복할 수 있을 뿐이다.

내구성수준이 높은 간부사원은 가족으로부터 사회적 지지를 받고 있다. 내구성수준이 낮은 간부사원도 가족으로부터 강한 정서적 지지를 받는데, 그것이 그에게는 심리적 상처로 작용한다. 여기서 자기 자신은 무기력하고 소외되며 직장에서 해고될 사람이라고 생각하는 간부사원을 두고 생각해 보자. 그는 가정에 돌아가면 지지하고 도움을 받을 수 있는 가족이 있다. 사실 그의 가족은 그를 최대한으로 지지하고 돕고 있다. 그렇지만 그것은 그에게는 전혀 도움이 되지 못하였다. 도리어 그것 때문에 그는 집에서 뛰쳐나가고 싶은 생각이 들게 된다.

스트레스가 건강을 해친다는 것은 널리 알려진 사실이다. 내구성의 수준과는 무관하게 상사로부터 강한 사회적 지지를 받고 있다고 생각하는 간부사원은 비교적 건강하다. 이것을 보면 사회적

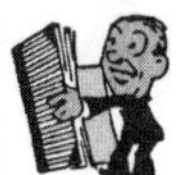

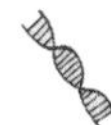

우리에게는 변화와 도전이 필요하다.
그 과정에서 많은 스트레스를 받는다.
그러나 건강은 손상되지 않는다.
도리어 더욱 기운이 넘치고 건강상태가 호전된다.

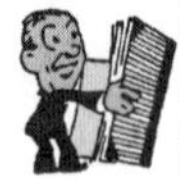

지지의 감정은 문제해결에 도움이 된다는 것을 알 수 있다. 자신의 직무와 관계되는 스트레스를 받지만 상사로부터 사회적 지지를 받고 있다는 감정을 가지면 그것은 직무수행에 도움이 되며 스트레스로부터 자신을 보호할 수 있다.

높은 내구성수준, 적절한 신체적 운동, 풍부한 사회적 지지의 감정은 개인의 건강상태를 향상시킨다. 심한 스트레스를 받는 간부사원으로 내구성수준이 낮고, 신체적 운동이 부족하고 사회적 지지를 받지 못한다는 감정을 가질 때 93%가 건강문제에 직면하게 된다. 위에서 말한 세 가지 심리적 특성 가운데 한 가지만 충족되었을 때에는 72%, 두 가지가 충족되었을 때에는 58%가 각각 건강문제에 직면하게 된다. 세 가지 특성이 충족되었을 때 건강문제에 직면하는 사람은 8%에도 미치지 못한다.

내구성의 수준은 인위적으로 높게 조정해 나갈 수 있다. 높은 내구성수준은 아동기의 교육에서 형성된다는 사실이 간부사원 면담에서 알 수 있다. 관여의 특성은 부모의 격려와 수용의 태도에서 통제의 특성은 아이의 능력에 걸맞는 과제를 주고 그 결과에 대해 칭찬함으로써, 그리고 도전적 특성은 아이들에게 환경변화의 기회를 줌으로써 형성된다.

내구성의 특성은 무엇보다도 자신감을 북돋아주는 환경, 주위의 칭찬을 받을 수 있는 환경에서 급진적으로 발달한다. 이와 같은 사실을 입증하기 위해 Maddi는 Kobasa와 공동으로 자기 스스로 관여, 통제 및 도전의 감정을 느껴볼 수 있는 훈련집단을 구성하였다. 실험자는 이들에게 스트레스에 직면하였을 때 자신의 심신을 통제하는 방법을 교육시켰다.

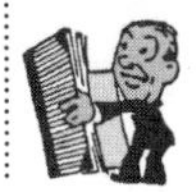

훈련과정에서 훈련자는 집단성원으로 하여금 자신이 근자에 경험한 여러 가지 스트레스 내용—무엇보다 악화된 상태와 호전된 상태, 죽음이나 질병과 같이 피할 수 없는 사실에 직면하였을 때 대처해 나가는 책략 등 자기 스스로 통제가능하고 감당해 낼 수 있는 일 등—을 상상해 보게 하였다. 그 결과 집단성원이 수영과 같은 새로운 기술을 습득할 수 있고 습득한 기술을 다른 사람에게 전수해 줄 수도 있게 되었다.

내구성훈련 프로그램이 매우 유익하다는 실험결과를 보자. 스트레스를 받는 8명의 고혈압 간부사원이 8주간에 걸쳐 내구성훈련을 받은 결과 내구성수준이 현저하게 높아졌고 이와는 달리 심리적 불쾌감과 혈압은 통제집단에 비해 현저히 낮아졌다.

내구성수준이 높은 사람이라도 직접적인 문제해결 방법으로 스트레스를 극복하는 것이 불가능한 경우가 있다. 직접 접근하는 것만으로는 해결되지 않는 사건들도 있다. 이때 심리적으로는 매우 불안해진다. 또 위협을 받았던 사건에 대한 기억이 되살아나기도 한다. 이때 뇌가 작용하면 불안과 심리적 불쾌감은 깨끗하게 소실된다.

이러한 심리적 기제는 수없이 많다. 그 가운데 가장 일반적인 것이 거부이다. 이 기제에 의해서 우리의 사고, 감정, 활동, 위협, 혹은 욕구의 범위가 좁아진다. 이는 매우 자연스럽고 정상적인 기제인

데도 병적이며 부정적 방어기제로 오해되고 있다.

　문제해결을 위해서 우리는 현실에 직접 직면해야 한다. 자신의 감정을 솔직하게 이해해야 한다. 또 그것을 정직하게 수용해야만 한다. 착각과 자기기만과 같은 기제는 멀리 하는 것이 바람직하다. 왜냐하면 그것은 병적이며 불건전하기 때문에 치료될 필요가 있기 때문이다.

　심리학자 Richard Lazarus는 환상에도 긍정적 가치가 있다고 주장한 바 있다. 우리들의 삶은 환상과 예기치 않았던 신념으로 뒤범벅되어 있다. 우리에게는 우리의 사회가 자유롭고, 도덕적이며, 공정하다고 생각하는 집합적 환상이 있다. 이것이 항상 진리는 아니다.

　사람은 자기가 살고 있는 세계에 대해 특이한 신념을 가지고 있다. 이와 같은 신념은 부모로부터 이어받은 것으로서 좀처럼 변화하지 않는다. 그럼에도 불구하고 그것들은 현실과 거리가 멀다. 한 개인의 신념이 다른 사람의 망상일 수는 없다. 우리들은 환상 속에서 생활하고 자기만족의 세계에서 살아가고 있다. 그 자체에 어떤 의미가 충만되어 있을 수도 있다.

　우리의 뇌에는 여러 감각기관으로부터 들어오는 정보를 수용하고, 축소시키며, 여과시켜 하나의 현실을 구성하는 기능이 있다. 이 신념들은 거부와 착각을 바탕으로 이뤄진 것인데 거기에는 적응의 가치가 내포되어 있다. 뇌에는 신체적 손상이나 심리적 외상 같은 고통스런 자극을 차단시킬 수도 있고 그것을 증폭시킬 수도 있는 기능이 있다. 엔도르핀은 동통제지제로서 동통자극이 전도되는 것을 차단한다. 이 기제는 개체가 도피나 투쟁을 준비해야 할 때 작동을 제지한다. 또 사나운 짐승의 기습을 받았을 때 우리로 하여금 신체적 외상을 피하게 하면서 다른 한편으로는 위협을 직접 처리하는 기능이 있다.

이와 마찬가지로 뇌에는 거부와 같은 적응의 기제도 있다. 여기에는 적응의 가치가 전혀 없는 자극을 지각하는 것을 단절시키는 기능이 있다. 그럼으로 거부기제의 특성은 주위환경과 그 결과에 따라 결정된다.

거부의 기제에 의해 필요한 행동이 제어되기도 하고 그것이 건강을 해치는 경우도 있다. 인슐린의 양을 적절하게 조정할 필요가 있는 환자, 유방종양이 있는 여자는 자신의 건강에 대한 정보를 얻는 데 게을리 해서는 안 된다. 만일 유방종양이 있다는 사실을 거부하게 되면 곧 유방암으로 발전하게 된다.

천식발작증후에 대한 반응은 사람에 따라 다르다. 즉, 예민하게 반응하는 사람이 있는가 하면 그렇지 않은 사람도 있다. 천식발작증후에 대해 예민하게 반응하는 사람은 그에 대해 항상 정신을 기울이며 심한 공포를 느낀다. 이와는 달리 천식증후 발작반응에 둔감한 사람은 증후의 심각성을 전적으로 거부하고 천식발작은 일어나지 않을 것이라고 생각한다. 그 결과 천식발작 증후에 예민하게 반응하는 사람은 증후를 거부하는 사람보다 입원하는 일은 적다. 이 경우 증후에 대한 주의는 더욱 심한 천식발작에 대한 교정적 행동을 취하게 하는 기능이 있다고 생각할 수 있다.

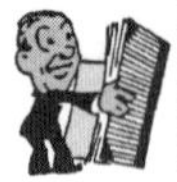 거부의 기제가 우리 생활에 도움이 된다는 사실을 입증하기 위해 Frances Cohen은 Richard Lazarus와 공동으로 한 실험을 하였다. 그들은 탈장이나 담낭 외과치료를 받는 61명의 환자에게 자신의 질병에 대해서 알고 있는 정도와 알고 싶어하는 정도에 대해 보고하게 하였다. 실험자들은 여기서 극복책략의 특성을 알아보기 위해 경계와 회피의 특성을 측정하였다.

회피자는 외과수술에서 오는 두려움 같은 것을 거부할 뿐만 아니라 자신의 질병에 관계되는 정보에 대해 전혀 관심이 없다. 환자들은 이렇게 말한다. 즉, 내가 알고 있는 것은 내가 탈장환자라는 것 뿐이다. 나는 조금도 두려움을 느끼지 않는다.

이와는 대조적으로 경계자는 외과처치에 대해 매우 예민하게 반응하는 경향이 있다. 그는 그에 따르는 모든 사실을 통제해서 자신의 어려움을 극복하려고 시도한다. 또 그는 모든 위험에 대해 예민하게 반응하는 경향이 있다. 회피자는 경계자에 비해서 외과수술에 수반되는 어려움을 보다 잘 극복해 나간다. 그들은 짧은 기일 내에 퇴원하게 되었고 구토, 두통감염과 같은 부작용도 비교적 적은 편이었다. 진통제를 복용하는 일도 없었고 심한 불쾌감을 느끼는 일도 별로 없었다. 그들의 회복에 요하는 기간도 매우 짧았다.

거부가 건전한 의미를 갖는 경우도 있다. 즉, 척추손상을 입었거나 화상을 입은 사람이 함축적 의미를 거부함으로써 질병에서 오는 심리적 손상을 더욱 효과적으로 극복해 낼 수 있다. 심한 불치병을 거부하는 것은 그것을 극복하는 첫번째 단계이다. 일시적으로 현실을 거부하는 것도 어려운 장면을 극복하는 좋은 수단이 될 수 있다.

융통성이 성공적인 스트레스극복을 하기 위해서는 꼭 필요하다. 자신이 무엇을 어떤 경우에 거부하는 것이 옳은가를 아는 것은 더욱 더 좋은 의미를 갖는다. 심장발작을 일으킨 사람을 두고 생각해 보자. 병의 진행과정에 따라 서로 다른 극복책략이 필요하다. 흉부 통증을 느끼는 단계에서 그것을 거부하는 것은 매우 위험하다. 그러므로 이러한 증후가 있을 때에는 그것을 거부하기보다는 적절한 의학적 처치가 필요하다.

병원이나 치료장면에서 거부가 적응기능을 수행하는 수도 있다. 심장발작이 있은 후 특별치료를 받고 있는 환자 가운데 질병을 최소화시키는 사람은 생명이 길다. 이와는 달리 자신의 병에 대해 지나치게 근심걱정을 하고 과잉으로 각성하는 사람은 생명이 짧다.

퇴원 후에는 거부의 기제와 경계의 기제가 균형을 유지하는 것이 무엇보다도 중요하다. 자신의 질병상태를 지나치게 거부하는 사람은 약물복용을 거부하는 경향이 있고, 적절하게 음식을 섭취하지 못하며, 운동을 게을리 하는 경향이 있기 때문에 질병으로부터의 회복이 매우 느리다. 이와는 달리 자신의 질병에 대해 지나치게 경계하는 사람은 심장신경증에 빠지기 쉽다. 환자는 심장발작 때문에 정상생활로 회복하는 것이 어렵지 않겠는가 하고 두려워한다. 그러므로 이들은 일상생활에 복귀하는 데 많은 시간이 소요된다.

뇌와 신체의 관점에서 보면 각성, 공포, 경계 등은 뇌의 위협감소

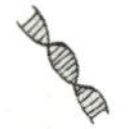

융통성이 성공적으로 스트레스를 극복하기 위해서는 꼭 필요하다.
자신이 무엇을 어떤 경우에 거부하는 것이
옳은가를 아는 것은 더욱 더 좋은 의미를 갖는다.

기능을 증진시키는 유용한 기능이라고 볼 수 있다. 우리가 직면한 위협을 거부하고 무시할 때 건강이 촉진되고 희망을 갖게 된다. 의사들의 주장에 의하면, 대부분의 환자는 삶에 대한 의지가 없거나 약하고 그들은 희망을 갖지 못하고 있다고 한다. 희망은 생존을 위해 필수적인 요소이다. 그럼에도 불구하고 희망을 주제로 한 의사의 연구는 매우 찾아보기 힘들다.

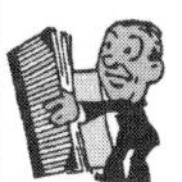

희망은 매우 긍정적 기대의 한 형태이다. 현실을 부정하는 거부와는 달리 희망은 위협사태를 보다 적극적으로 극복해 나가는 데 도움이 된다. 암울한 상황에서 긍정적인 측면을 찾아 그것을 해결하기 위해 노력하는 사람은 희망을 가진 사람이다. 그들의 마음에는 희망찬 시나리오가 충만해 있다고 볼 수 있다.

희망은 장기간 유지되는 것이 아니지만 그것은 건강을 촉진시킨다. 극단적인 위협, 예를 들면 암진단을 받았을 때 어떤 사람은 다음과 같은 부정적 반응을 한다. 즉, 암은 곧 죽음을 의미한다. 치료효과는 기대할 수 없다. 암진단을 받은 사람의 90% 이상은 곧 사망한다. 이와는 달리 암진단을 받고도 다음과 같이 희망적으로 생각하는 사람이 있다. 즉, 암진단을 받은 사람 가운데에도 치료를 받고 건강해진 사람이 있다. 나의 의사는 나의 회복을 위해서 모든 수단을 다 동원할 수 있다. 모든 환자가 암진단을 받은 후 5년 내에 사망한다고 하지만 나는 끝까지 투병해서 건강을 되찾을 수 있다.

이와는 달리 환자가 희망을 잃게 되면 희망을 가졌을 때와 정반대되는 현상이 따른다. 어려움에 직면하였을 때 그것을 자기의 힘

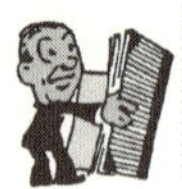

으로는 통제불가능하다고 생각한다. 그 결과는 실망적일 수밖에 없다. 학습경험을 통해서 얻어진 무기력감의 개념에 대해서는 많은 심리학자들이 관심을 갖고 있다. 학습을 통해서 얻어진 무기력감이 우리 생활에 주는 부정적 영향을 입증하기 위한 실험과 그 결과를 살펴 보자.

연구자는 우선 피험자 세 집단을 사용하였다. 첫째 집단은 기대했던 결과를 성취할 수 있는 행동을 학습한다. 여기서 혐오적인 것은 회피한다. 둘째 집단은 첫째 집단과 동일한 스트레스를 겪게 되나 자신의 행동으로는 그것을 전혀 피할 수가 없다. 셋째 집단은 사전학습 경험이 전혀 없다. 후에 세 집단에게 새로운 과제를 주고 결과를 검사했다.

다른 연구에서는 첫째 집단의 개를 우리 속에 넣고 쇼크를 피하는 훈련을 시켰다. 개는 코로 판넬을 누르면 쇼크를 피할 수 있다. 둘째 집단의 개는 첫째 집단의 개와 똑같은 쇼크를 받는다. 이때 그 쇼크를 피할 방법은 전혀 없다. 셋째 집단의 개는 우리 속에 있지만 전혀 쇼크를 받지 않는다. 24시간 후에 세 집단의 개는 모두 도피훈련을 받았다. 첫째 집단과 셋째 집단의 개는 반응이 느리고 8마리 개 가운데 2마리는 쇼크를 피하지 못하였다.

쇼크를 피하지 못했을 때 무기력해지는 것은 개만이 아니다. 이와 유사한 반응은 고양이, 쥐, 그리고 사람에게서도 나타난다. 이와 같은 현상을 유발하는 것은 전기쇼크만이 아니다.

Martin Seligman은 학습을 통해서 얻어진 무기력감이 어떻게 우울증을 유발하는지를 자세히 설명하였다. 외상적 사건이 처음에 일어나면 우선 높은 정서상태를 유발한다. 이를 흔히 공포라고 부르고 있다.

이 상태는 두 가지 사태를 유발한다. 즉, 피험자가 외상을 스스로 통제가능하다고 생각하면 공포는 없어진다. 피험자가 그 외상을 통제하는 것이 불가능하다고 생각하면 공포는 소실되고 우울증으로 대치된다.

만일 외적 사건에 직면하여 우울해진다면 이는 학습을 통해 얻어진 무기력감으로 매우 중요한 의미를 갖는다. 여기서 쇼크를 피할 수 없는 개를 두고 생각해 보자. 개가 쇼크를 성공적으로 회피할 수 있다면 개는 무기력해지지 않는다는 사실을 습득할 것이다.

이 개가 장애물회피 훈련을 반복한 후에는 자기 나름대로 쇼크를 피할 수 있다. 그 후에는 어떤 쇼크도 성공적으로 피할 수 있게 된다. 개는 스스로 사태를 통제할 수 있다는 신념을 가지고 무기력감에 대한 학습경험에서 완전히 해방될 수 있다. 이들은 무기력한 상황에서도 자기에게 희망이 있다고 생각할 수 있게 된다. 심각한 사건에 직면했을 때에는 자기의 의지에 따라 사건을 잘 수습할 수 있다고 중병을 앓고 있을 때까지도 자신의 질병상태가 호전될 것이라는 강한 신념을 갖는다.

질병회복에 있어서 병세가 자연스럽게 호전될 것이라는 희망과 신념을 갖을 때와 내가 노력해서 병세를 호전시키겠다는 희망과 신념을 갖을 때 회복결과는 크게 다르다. 그러면 왜 희망을 갖게

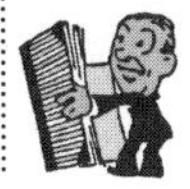

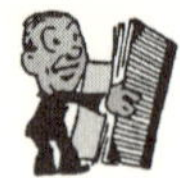

되고 왜 실망에 빠지게 되는가. 희망은 질병의 회복을 촉진시킨다.

A. Schmale과 H. Iker는 환자의 희망적 태도와 무기력한 태도를 바탕으로 자궁암 발병을 정확하게 예언할 수 있다는 것을 입증했다. 그들은 자궁암이 의심되어 진찰을 받기 위해 병원에 온 여자 68명을 피험자로 선정하였다. 면접자는 생체조직 검사결과와 실망감의 수준에 따라서 암유발이 확실한 환자만을 골라 면접하였다.

그 결과 68명 환자 가운데 28명은 암으로 판명되었고 40명은 건강한 것으로 판단되었다. 결과적으로 면접자는 실망적 태도를 바탕으로 암환자를 68%까지, 희망적 태도를 바탕으로 건강하다는 것을 77%까지 정확하게 예언가능하다는 사실을 알게 되었다.

희망적 태도를 가진 사람이 암에 걸리는 경우는 매우 드물다. 여기서 희망적 태도에는 암을 방어하는 기능이 있다고 생각할 수 있고 암환자의 실망적 태도는 암과의 투쟁과정에서 형성된 결과라고 볼 수 있다. 우리들이 일상생활에서 사용하는 많은 어휘 가운데 희망의 정도를 나타내는 것이 있다. 이는 암에 걸리게 되는 확률을 예언하는 데 사용된다. Donald Spence와 그의 공동연구자들은 자궁암진단을 받은 여자 62명의 면접자료에서 그들은 여름, 혐오, 갈등, 암 및 긴장과 같은 용어를 선호한다는 사실을 발견하였다.

이는 실망감을 나타내는 어휘로 해석할 수 있다. 같은 자료에서 욕망, 기대, 원망, 갈망과 같은 용어를 선호하는 사람이 있다는 사실도 발견하고 이를 희망적 태도의 표현으로 해석하였다.

실망적 태도를 가진 여자환자일수록 자궁암을 의심케 하는 양성

생체 검사결과가 나타났다는 사실을 발견하였다. 희망적 태도는 치유를 촉진시키고 회복기간을 단축시킨다. R. C. Mason은 그의 동료들과 공동으로 망막수술을 받게 될 환자를 대상으로 수술자에 대한 신념, 낙관적 결과의 기대, 수술에 수반되는 어려움을 극복해 나가는 능력을 조사하였다.

환자에 대한 정보가 전혀 없는 의사로 하여금 환자의 망막수술 후 치유속도에 대해 평가하게 하였다. 이 결과 환자의 신념, 희망 및 수용성은 치유속도를 크게 촉진시킨다는 사실이 발견되었다. 희망적 태도와 긍정적 기대감은 뇌와 신체의 화학적 과정을 촉진시킨다. 환자의 신념은 그의 생리적 과정에 직접 긍정적 영향을 준다.

환자의 기대특성에 따라 스트레스에 대한 반응특성이 결정된다. 즉, 부정적 기대를 가지면 스트레스에 직면하였을 때 부정적으로 반응한다. 우리 자신이 지속적으로 스트레스 장면에 처해 있다고 생각해 보자. 이때 물리적 스트레스와 심리적 스트레스의 특성은 심리적 조건에 의해 결정된다.

이스라엘의 심리학자 Shlomo Bresnitz는 군인을 대상으로 기대와 희망이 장거리행군에 미치는 영향을 연구하였다. 연구자는 군인들을 4개 집단으로 분류하였다. 이들은 서로 정보교환이 불가능했고 무거운 짐을 지고 하루에 40km를 행군해야 했다.

첫째 집단의 병사에게는 장교가 행군해야 할 거리를 정확하게 말해 주고 행군 도중에 남은 거리에 대한 정확한 정보도 주었다.

둘째 집단의 병사에게는 장교가 행군거리가 길다는 것만을 말해

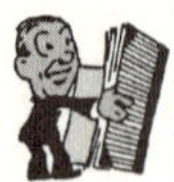

주었다. 행군한 거리와 남은 행군거리에 대해서는 말해 주지 않았다.

셋째 집단의 병사에게는 장교가 처음에는 행군할 거리가 30km밖에 되지 않는다고 말해 주었다. 마지막 순간에 가서는 10km를 더 행군하게 된다고 말해 주었다.

넷째 집단의 병사에게는 장교가 처음에는 60km를 행군하게 된다고 말해 주고 40km 지점에서 정지하였다.

사실상 이들의 행군거리는 동일하지만 그들이 생각하는 거리는 모두 다르다. 행군의 효과를 측정하기 위해 사기, 수행결과 및 혈청 코티솔과 프로렉틴의 수준을 측정하였다. 이 두 호르몬은 스트레스의 수준이 증가함에 따라 함께 증가한다.

이 결과에서 정확한 현실적 정보를 가진 병사와 남은 행군거리에 대해 정확한 정보를 가진 병사가 가장 스트레스를 적게 받으며, 가장 성공적으로 행군을 마칠 수 있었다는 사실이 밝혀졌다. 이 병사들은 기대한 정보에 대해 확실한 지식을 가지고 있을 때 희망의 수준도 높아진다.

정확한 정보를 가지지 못한 집단일수록 행군성적도 크게 떨어진다. 이들에게 자신들이 이미 행군한 거리를 평가시켰을 때 일관성이 없었다. 즉, 이미 행군한 거리를 어떤 사람은 매우 짧게 평가하는가 하면 어떤 사람은 매우 길게 평가하였다. 그들이 주관적으로 평가한 거리는 행군한 실제거리보다는 혈청코티솔의 수준과 밀접한 관계가 있었다. 행군에서 오는 스트레스는 발보다 뇌에서 더 많이 느낀다.

지휘장교로부터 부정확한 정보, 즉 자신이 정해진 30km를 행군했다고 생각하는 병사에게 장교가 10km를 더 행군해야 된다고 말했을 때 병사들의 사기는 크게 떨어지게 된다. 60km를 더 행군해야 된다는 정보를 받은 병사의 사기는 더 크게 떨어진다. 그들 가운데 10km 행군 후에도 낙오되는 사람이 많다. 행군할 거리가 40km 이상이 된다는 정보를 받은 병사는 극도로 피로해졌다.

신념과 기대에는 강력한 힘이 잠재되어 있다. 특정한 긍정적 태도, 예를 들면 자신의 건강상태가 좋다는 강한 신념을 가지고 있다든지 자기의 능력을 항상 높이 평가하는 태도를 가진 사람의 건강상태는 매우 좋다. 이와 같은 사실은 스탠퍼드 대학의 관절염센터에서 수행한 Ann O' Leary 등의 실험결과에 의해 입증되었다.

일반적으로 관절염치료 프로그램은 환자 자신이 질병에 수반되는 동통, 공포, 우울증, 불구상태를 스스로 조정해 나갈 수 있도록 짜여져 있다. 이 프로그램은 6주 단위로 구성되어 있고 치료시간은 두 시간이다. 이 치료프로그램에는 환자와 그 가족이 함께 참여하게 되어 있다.

이 치료프로그램을 수행하는 사람은 관절염병력을 가지고 있다. 환자는 이 프로그램에 참여함으로써 관절염의 병력기제와 치료기법을 학습하게 된다. 이 프로그램에 따라 치료받은 환자는 신체적 훈련기법, 긴장이완 훈련, 관절보호, 영양, 스트레스, 동통 및 우울증에 대한 지식을 학습한다.

이 치료결과는 매우 인상적이다. 치료를 받은 사람은 통제집단이 치료를 받기 위해 4개월 간 대기하는 집단에 비해 관절염에 대한 많은 지식을 습득하였고 다양한 자기조절 행동을 습득하였다. 더 나아가서 관절염에 따른 동통수준은 크게 낮아졌다. 또 실험결과 관절염에 대한 지식을 습득한 사람은 물론 치료집단에 가입된 사람의 상태도 호전되었다는 것이 밝혀졌다.

그러면 상태를 호전시킨 요인은 무엇인가? 치료집단에 가입한 사람에게는 긍정적 태도가 있고 관절염을 자기 스스로 통제할 수 있다는 확고한 신념이 있다. 이와는 달리 상태가 전혀 호전되지 않은 사람은 자신이 자신의 관절염을 치료하기 위해서 할 수 있는 것이 전혀 없다고 생각한다.

관절염치료에 있어서 무엇보다도 중요한 것은 자기 스스로 증후를 통제할 수 있다는 신념이다. 이를 기술적 용어로는 자기효험의 신념이라고 한다. 이 자기효험의 신념은 자기 스스로 어떤 행동을 취할 수 있다는 판단능력과 그 신념을 지칭한다. 여기서 매우 중요한 특징은 자기 자신이 실제로 취할 수 있는 기술이나 능력보다는 자기 능력에 대한 신념이다.

관절염의 증후를 호전시키는 데 있어서도 자기 자신이 그것을 자기의 힘으로 호전시킬 수 있다는 신념이 무엇보다도 중요하다. 자기조정에 의한 관절염치료에서는 치료자가 환자의 자기효험감을 극대화시켜 주는 것이 무엇보다도 중요하다.

실제 치료에서는 환자로 하여금 자기 자신의 목표를 설정하게

하고 그것을 성공적으로 수행가능한 단계로 구분하게 할 필요가
있다. 자기 자신이 두 단계를 정복할 수 있다는 신념으로 생긴 전
단계를 성공적으로 수행할 수 있다는 생각은 나는 전혀 수행할 수
없다고 생각하는 것보다 바람직하다.

환자로 하여금 설정한 목표를 성공적으로 수행하게 하는 것은
자기통제감을 강화시켜 주는 결과를 가져온다. 환자에게 성공적
극복의 모델링, 강화 및 불안조정 기술을 습득시키는 것도 중요하
다. 신체적 증후를 다시 해석해 보게 하는 것도 자기효험감을 증대
시키는 데 크게 도움이 된다.

자기조정 프로그램은 신체증후를 경감시키는 데 큰 도움이 된
다. 이 프로그램에 참여하는 사람의 28%는 동통이 감소되고, 20%
는 관절이 부어오르는 것이 감소되었으며, 14%는 무기력감이 감소
되고, 18%는 우울증이 감소되고, 그리고 28%는 자기효험감이 증대
되었다는 실험결과도 있다.

자기효험감의 증대는 금연, 동통조정, 식이장애 치료, 심장기능
의 회복, 그리고 전문가에 대한 순종심향상에 크게 도움이 된다.
Albert Bandura와 그의 동료들은 생리적 기능의 변화도 자기효험감
과 밀접한 관계가 있다는 사실을 입증하기 위해 한 실험을 하였다.
그들은 거미공포증 환자 12명을 대상으로 스트레스를 받았을 때
필연적으로 분비되는 화학물질인 카테콜라민분비 수준을 측정하
였다.

카테콜라민분비 수준은 자기 자신이 어려움에 직면하였을 때 그

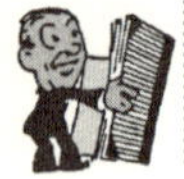

것을 얼마나 효과적으로 극복할 수 있다고 생각하느냐의 수준에 따라 달라진다. 즉, 스트레스에 직면하였을 때 그것을 효과적으로 극복할 수 있다는 신념의 수준이 높을수록 스트레스수준과 카테콜라민분비 수준은 낮아진다. 공포를 야기시키는 과제에 대한 자기효험감이 증대되면 카테콜라민분비 수준은 반대로 크게 떨어진다. 위에서 언급한 여러 가지 심리적 기제에는 건강을 지키는 여러 가지 기능이 내포되어 있다. 우리의 행동과 몸은 신념의 영향을 크게 받는다. 이는 일시적인 것이 아니라 일관성 있게 꾸준히 지속된다.

신념은 건강을 좌우한다. 이것을 양적으로 표현하기는 매우 어려우나 이들은 양적 관계가 있는 것은 분명하다. 특정인의 건강상태를 예언하기 위해 여러 가지 방법을 쓴다. 우선 개인의 신체검사 결과를 개관하고 병리시험실 검사결과를 참고한다. 의사에게 의뢰해서 그의 건강상태를 양적으로 평가하게 한다. 본인에게 건강상태를 물어 그것을 양적으로 기록한다.

건강에 대한 자기평가 결과를 바탕으로 자신의 일반 건강상태를 알아볼 수 있다. 매우 간단한 질문, 예를 들면 '당신의 전반적 건강상태는 어떠냐?' 는 질문을 하고 그에 대한 대답을 얻는다. 이 대답은 의사의 객관적 검사결과보다 개인의 건강상태를 정확하게 예언할 수 있다. 자신의 건강이 좋지 않다고 평가한 사람일수록 보다 일찍 사망하기도 하고 보다 많은 질병을 앓는 경향이 있다.

어떤 질병이 있는 사람을 두고 생각해 보자. 자기 자신의 건강상태가 좋다고 믿는 사람은 자기 자신의 건강이 좋지 않다고 믿는

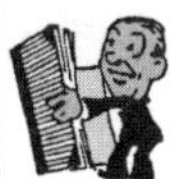

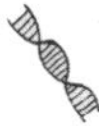

변화가 없고 단조롭고 따분한 생각이 드는 것이
결코 무가치하고 부정적 생활이 아니다.
그것은 안정성을 추구하는 생활이며,
이는 무병장수를 위해서 큰 도움이 된다.

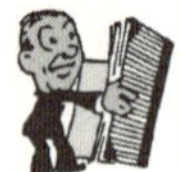

사람보다 건강상태가 더 좋다. 이와 같은 사실을 입증하기 위해 캐나다 머니토바에서 수행된 연구결과를 예를 들어 보자. 연구자는 70세 이상의 고령자 3,500명에게 자신의 건강상태를 평가하게 하였다. 아울러 이들에 대한 의사의 신체검사 소견서도 수집하였다. 이 기록에는 본인의 입원처치 기록이 포함되어 있다. 이 자료분석에서 다음과 같은 사실이 밝혀졌다.

즉, 자신의 건강상태를 부정적으로 평가한 사람의 7년간 사망률은 자신의 건강상태를 긍정적으로 평가한 사람의 사망률보다 3배나 높았다. 건강상태에 대한 주관적 평가결과는 객관적 평가자료보다 정확하다. 의사에 의해 건강상태가 부정적으로 평가된 사람의 장기생존 비율은 건강상태를 긍정적으로 평가한 사람의 비율과 매우 유사하다.

자신의 건강상태에 대한 평가결과에는 신빙성이 결여되어 있다. 자신의 건강상태를 부정적으로 평가한 사람의 15%는 의사검진에서 건강상태가 양호한 것으로 판명되었다. 건강비관론자의 사망위험률은 건강낙관론자의 사망률보다 높다. 건강낙관론자는 의사가 부정적 신체검사 자료를 제시해도 그것을 전혀 믿지 않는다. 건강에 대한 자기평가 자료의 예언력은 남녀노소, 지방차와 상관없이 매우 유사하다.

캘리포니아 주 엘아메다 카운티에 거주하는 7,000여 명의 성인에 대한 연구에서 자신의 건강에 대한 신념이 자신의 건강을 지키는 데 있어서 매우 중요하다는 사실이 밝혀졌다. 자신의 건강상태

를 부정적으로 평가한 남성의 사망률은 자신의 건강상태를 긍정
적으로 평가한 남성의 사망률보다 2.3배가 더 높다. 여성의 경우
사망률은 다섯 배가 훨씬 넘는다.

　건강에 대한 자기평가의 중요성은 건강행동, 사회적 유대, 심리
적 상태 등과 함께 매우 중요한 의미를 갖는다. 건강에 대한 자기
평가기능은 여러 가지 요인의 영향을 받는다. 감각수용 기능이 예
민한 사람은 어떤 증후가 나타나기 전에 혹은 의사의 진단이 있기
전에 건강에 사소한 변화가 와도 그것을 스스로 탐지해 낼 수 있
다. 개인의 건강에 대한 태도는 자신의 훗날 건강상태에 직접 큰
영향을 준다. 즉, 비관적 건강태도를 가진 사람은 생리적 기능장애
에 대해 예민하게 반응하는 반면 낙관적 건강태도를 가진 사람은
사소한 장애는 무시해 버리는 경향이 있다.

　건강에 대한 긍정적 태도에는 개인의 질병을 이겨내는 능력을
강화시켜 주는 기능이 있다. 자신의 건강상태를 긍정적으로 평가
하는 사람으로 질병에 의해 사망하는 수는 비교적 적다. 이것을 보
면 자신의 건강상태를 보는 태도에 따라 자신의 건강상태의 결과
는 크게 달라진다는 것을 알 수 있다. 신체적 건강에 영향을 주는
정신적 태도에는 한계가 있다.

　스트레스 원은 건강한 사람과 건강하지 못한 사람을 결정하는
방정식의 한 부분이다. 질병에 대한 저항력은 사회적 지지의 감정,
내구성, 극복책략 및 자아에 대한 신념 등에 의해서 큰 영향을 받
는다. 이스라엘의 의료사회학자 Aaron Antonovsky는 인종이 다른

 부인들의 폐경기적응 과정에서 저항력이 중요하다는 사실을 발견하였다. 그는 2차대전 때 나치 강제수용소에 수용되어 있는 여자들은 정상적으로 생활하는 여자에 비해 정서적으로나 신체적으로 매우 건전하다는 사실을 발견할 수 있었다.

그들은 비인간적인 환경에서 생활하면서도 건강하고 행복한 생활을 하고 있었다. 또 그들은 즐거운 마음으로 노동하고, 많은 친구와 친교를 맺으며, 그리고 활발하게 사회활동을 하고 있었다. 이와 같은 힘은 어디에서 나오는지를 Aaron Antonovsky는 이렇게 설명하고 있다. 즉, 건강을 촉진시키는 것은 돈, 친구, 교육 혹은 극복책략 등이다.

일관성의 감정은 일종의 신념이다. 일관성의 신념이 강한 사람은 내외환경의 예언가능성이 매우 높으며 모든 일은 자신이 예기했던 것과 같이 순조롭게 이뤄질 것이라고 믿는다. 일관성의 감정은 포괄성, 관리가능성, 그리고 유의미성의 세 가지 다른 속성으로 이루어져 있다.

포괄성의 원리에 따르면 우리의 욕구에는 일정한 질서가 있고, 일정한 구조가 있으며, 그리고 그것은 예언이 가능하다고 한다.

관리가능성은 자기의 욕구를 적절하게 충족시킬 수 있는 능력이 자기에게 있다고 스스로 느끼는 감정을 지칭한다. 이는 자기가 그 감정을 스스로 통제해야 한다는 의미가 아니라 그 감정은 친구, 친척, 인정이 많은 지도자 혹은 신에 의해서 통제될 수 있음을 의미한다.

유의미성은 우리 생활주변에 있는 모든 것에는 가치가 있는 것으로 그것은 어느 것이나 접근하고 수용할 가치가 있다고 생각한다. 욕구는 어느 것이나 도전해 볼 가치가 있는 것으로 생각한다.

강력한 일관성의 감정은 우리의 건강을 향상시키는 데 크게 도움이 된다. 인생은 매우 유의미하다고 생각하는 것, 자신은 어떤 어려움도 극복할 수 있다는 신념을 가지면 보다 의미있게 행동할 수 있고 건강을 해치는 요인들을 효과적으로 극복할 수 있다.

이와 같이 세상을 긍정적으로 평가하는 사람은 스트레스원을 하나의 위험으로 보지 아니하고 한 도전의 기회로 생각한다. 보다 강한 일관성의 신념을 가지는 사람은 주위의 친구와 극복책략 등을 더 효율적으로 활용할 수 있고 그것을 곧 저항의 수단으로 활용할 수 있다.

지금까지 설명한 심리적 기능과 대등한 기능이 뇌 안에도 있다. 뇌와 신경계통은 개체의 생존을 증대시키는 데 크게 기여했다. 뇌에는 극히 적은 정보를 선택해서 그것을 의미있게 다시 조직하는 기능도 있다. 이 과정에서 우리들의 세계는 더욱 의미있게 조직되고 다른 한편으로는 단순화된다.

이 안정된 조직, 즉 일관성은 다른 외계, 혹은 다른 대인관계의 기초가 된다. 그러므로 일관성의 감정이 손상되면 건강을 상실하게 되고 대인관계도 악화된다. 건강은 질병예방과 치료를 통해 유지 향상된다. 고대희랍 의술신인 아스클레피오스에게는 질병을 앓는 두 딸이 있었다. 아버지는 큰 딸에게는 질병치료를 위해 약을

투여하였다. 그것은 만병통치약이었다. 다른 작은 딸에게는 질병예방을 위해 자연과 조화를 이루며 사는 방법을 가르쳐 주었다. 결과적으로 작은 딸의 건강이 큰 딸보다 빨리 회복되었다. 건강유지를 위해 뇌의 기능이 차지하는 비중이 큰 것은 사실이나 물리적·사회적 환경의 기능을 전적으로 무시해서는 안 된다.

지금까지 질병치료자는 의학적 치료에 지나치게 의존했던 것이 사실이다. 사실상 뇌의 치유기능은 무한하다. 긍정적 기대감은 치료효과를 촉진시킨다. 그러나 그 효과는 치료영역에 따라 크게 다르게 작용한다. 즉, 치과치료에서 오는 동통을 경감시키는 데 기대감은 크게 도움이 된다. 그러나 악성 종양치료에는 전혀 도움이 되지 않는다.

심리적 요소는 건강을 증대시키고 질병을 예방하는 데 있어서 매우 비중이 큰 역할을 한다. 생물의학의 지식이 질병을 치료하고 뇌의 기능을 이해하는 데 큰 도움을 준다. 그에 못지 않게 중요한 치료법이 있는데, 이것이 심리치료법이다. 이는 암, 심장병 및 다른 질병치료를 위해 널리 활용되고 있다. 치료효과를 높이기 위해 의학적 치료기법을 병행하는 사람도 있다.

의학적 치료에서도 이제 일차적 건강유지기관으로서의 뇌의 기능에 더욱 더 큰 비중을 둘 필요가 있다. 지금까지 환자의 심리적 욕구를 이해하는 것은 생물의학적 치료에서는 보조수단으로 그 기능이 과소평가되었다. 그러나 이는 환자의 불안을 감소시키고 질병으로부터의 회복을 촉진시키는 기능을 한다. 그 탁월한 치료효과도 입증되었다.

의학적 치료효과를 높이기 위해서는 환자를 보다 넓은 사회적 관점에서 이해할 필요가 있다. 건강을 증진시키고 질병을 효과적으로 치료하기 위해서는 신체내부와 외부세계는 균형을 유지하는 것이 무엇보다도 중요하다.

인간의 뇌는 주변세계를 보다 안정되게 조직할 수 있을 만큼 진화되었다. 만일 그것이 손상되면 건강과 생존이 크게 위협을 받게 된다. 뇌는 스스로 안정성을 유지하기 위해 감각정보를 조심스럽게 선택하고 그것을 정교화시켜 나간다. 뇌가 감지하는 체내의 이변은 곧 건강위협의 신호로 해석된다. 안정성의 감각은 여러 요인들의 영향을 받는다.

아이들의 부모와의 유대관계는 아동기환경 요인에 의해 자연스럽게 형성된다. 이 시기에 형성된 유대관계는 상당히 오랫동안, 혹은 평생 동안 간직된다. 모든 가족에게는 강한 루틴이 있다. 이는 장기간에 걸쳐 형성된 것이기 때문에 그 유형의 특성은 예측이 가능하다.

우리들은 변화가 비교적 적은 곳, 즉 안전성이 보장된 조용한 곳, 안락감이 보장되는 가정에서 생활하기를 바란다. 또 문화적 신념이 있고 강한 사회적 조직이 보장되는 곳에서 생활하기를 원한다. 우리는 친척, 친구 및 지역사회 성원 간의 안정된 네트워크를 통해서 정서적 안정감을 얻을 수 있고 충고도 받을 수 있다. 이를 통해 사랑의 감정을 주고받을 수도 있다.

변화가 없는 지루한 감정을 부정적 감정으로 단정하기 쉬우나 사실은 그것이 아니다. 그것은 안전성을 유지하고 건강을 지키는 데 있어서 큰 도움을 준다. 변화가 없고 단조롭고 따분한 생각이 드는 것이 결코 무가치하고 부정적 생활이 아니다. 그것은 가치 있는 긍정적 생활이다. 이와 같은 생활, 즉 변화가 없고 단조로운 생활은 곧 안정성을 추구하는 생활이며, 이는 무병장수를 위해서 큰 도움이 된다.